KB057354

하루15분으로 경이적인 자기 건강 료법
새로운 가이드라인
대공개
누구나 쉽게 자기병을
관리할 수 있다

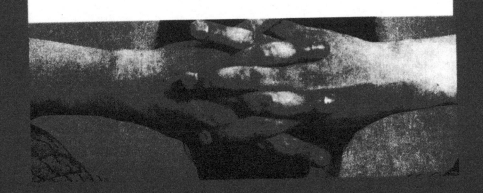

인생에서

금전을 잃은 것은

소를 잃은 것이고

명예를 잃은 것은

대를 잃은 것이요

건강을 잃은것은

전부를 잃은 것이다

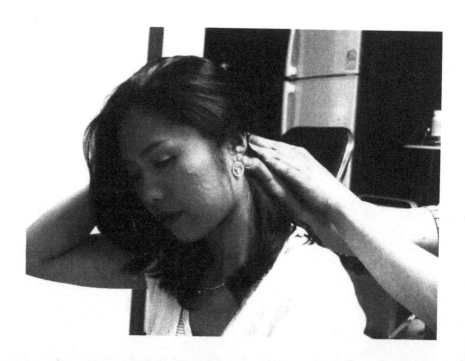

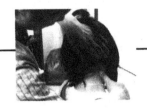

차례

PART 1 손가락 누르기와 자세

PART 2 손가락 누르는 법

PART 3 실기치료법

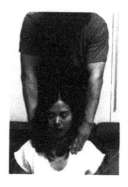

PART 1 손가락 누르기와 자세

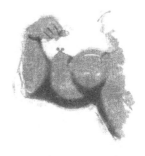

01 배면(각부 누르는법

　지압을 받는 사람은 온몸의 힘을 빼고 그림과 같이 엎드린다. 낮은 베개를 베도 좋다, 얼굴은 베개에 묻고 두손을 얼굴 양쪽에 둔다. 베개가 없으면 두 손으로 주먹을 쥐고 그위에 이마를 둔다. 그리고 지압하는 사람은 받는 사람 곁에 몸이 방향을 같게 하고 무릎을 꿇는다. 이때 무릎의 위치는 누르려는 경혈과 평행을 이루는 것이 바람직하다. 몸의 위치가 정해졌으면 누르려는 경혈에 손가락을 댄다. 이때 양 팔은 될 수있는대로 곧게 뻗는다. 다음 힘을 주는데 이때 주의 해야 할 것은 단순히 손가락만으로 누르는 것이 아니라 몸 전체의 무게를 손가락 끝에 집중시킨다는 생각으로 누른다. 팔을 직각으로 세운채 허리를 들고 어깨를 앞으로 내밀면서 손가락에 힘을 주기 시작한다. 팔의 선이 수직이 되었을 때 가장 큰 힘이 주어진다. 힘을 뺄 때는 조용히 어깨를 당기고 허리를 내려 그전 자세로 돌아간다.

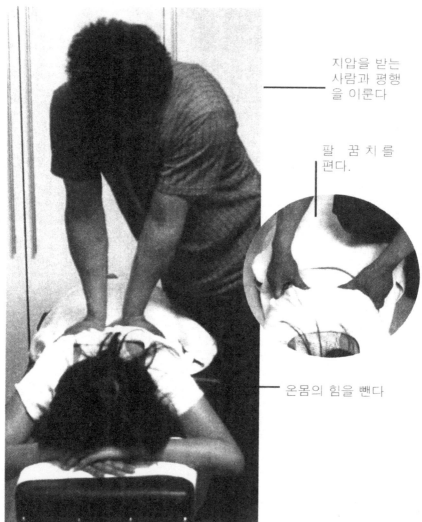

지압을 받는
사람과 평행
을 이룬다

팔 꿈치 를
편다.

온몸의 힘을 뺀다

02 어깨, 두부 누르기

그림과 같이 지압을 받는사람은 온 몸의 힘을 빼고 긴장을 풀고 앉는다. 지압하는 사람은 그 뒤에 선다. 양 팔을 곧 바로 뻗은채 손 가락을 경혈에 댄다. 그리고 어깨를 앞으로 내밀면서 서서히 힘을 가한다.

상체에 체중을 싣고 지긋이 누른다.

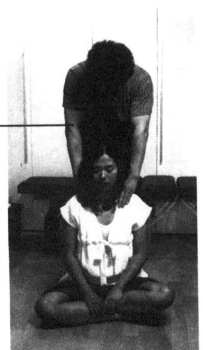

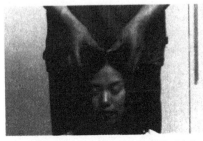

팔을 곧바로 편채 상체를 앞으로 기울이면서 누른다.

03 허리 누르기

지압을 받는 사람이나 하는 사람은 전술한 바와 같이
방향을 같이한다. 그리고 경혈이 허리 옆구리에 있으
므로 그림과 같이 양 팔을 큰 원을 만들듯이 하고 손
가락을 경혈에 댄다. 누를때에는 상체에 힘을 가하면
서 자신의 호흡도 살며시 내뱃는다

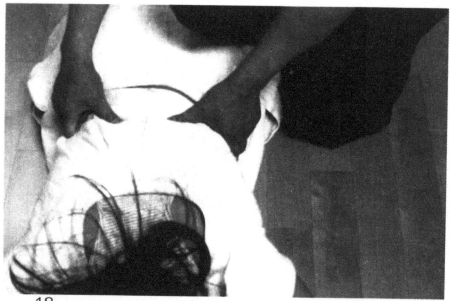

04 배와 가슴 누르기

그림과 같이 피 시술자는 온몸의 힘을 빼고 엎드린다. 시술자는 피 시술자와 같은 방향으로 평행하게 무릎을 꿇고 앉는다 그런 다음 중심을 안정 시키고 손락에 필요 이상의 힘이 가해지지 않도록 편한 자세로 앉는다. 이어서 두 손을 경혈에 대고 상체를 조용히 기울여가며 숨을 내쉬면서 가압을 한다.

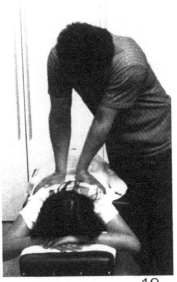

팔 전체로 힘을 온몸에 실어 숨을 내쉬면서 가압한다.

05 손과 팔 누르기

　그림과 같이 시술자나 피 시술자는 　같은 방향으로 편안하게 앉는다. 역시 온몸에 힘을 빼고 시술자는 피 시술자와 엇 비슷하게 　상대 앞에 자리하고 피 시술자가 받을 손이나 팔을 쥐고 겹친 손가락으로 경혈을 누른다.

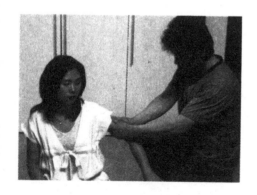

06 안면 누르기

그림과 같이 얼굴의 오른쪽을 누를 때는 앞쪽에 왼쪽을 누를때는 뒤쪽에 자리하고 반대쪽을 받쳐주면서 누른다.

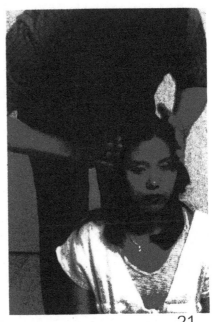

07 적압이란

 적압이라함은 눌러서 시원하고 좀더 힘을 가하면 통증을 느끼는 것을 말한다.

 적압을 알려면 처음에는 상대에게 그 상태의 적량을 알려 주도록 부탁을 해야한다. 하지만 익숙해지면 손가락에 눈이라도 있는 것처럼 경혈에 손가락을 대기만 해도 적량을 알게된다. 이렇게 모든 경혈이 .이 적압의 힘으로만 눌러서 되는 것은 아니다. 경혈에 따라서 이 시원한 경계를 넘어서 통증을 이르킬 정도의 세기로 누르지 않으면 효과를 나타내지 않는 것도 있고, 또 그 반대로 약한 힘으로 눌러야만 효과가 있는것도 있다. 여기서 말하는 적압의 척도는 가볍게, 보통, 쎄게, 아주쎄게로 실기편에서 기술한다.

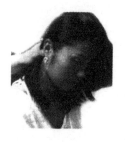

08 누르는 시간 과 기간

 보편적으로 경우에 따라서는 한번에 누르는 법이 있다. 한번에 누르기는 10 초를 기준으로 하여 힘주기 3 초, 힘의 지속 5 초, 힘빼기 2 초 기준으로 하지만 15 초 도되고 20 초도 될 수있다.

기분좋은 마음 좋은 건강

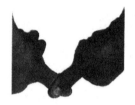

PART 2 손가락 누르는법

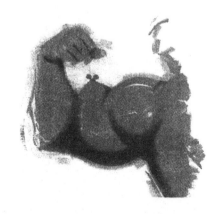

01 손가락 쓰는법

우리의 온몸에는 365혈이나 있는 경혈은 각기 다른 표정을 가지고 있다. 또 같은 경혈이라 하더라도 몸의 컨디션에 따라 그 표정이 미묘하게 변화하기도 한다. 그렇기 때문에 각각의 그때 그때의 경혈에 맞게 누르지 않으면 안된다. 그래서 경우에 따라서는 역 효과를 가져올 수도있다. 그렇다고 크게 겁을 먹을 필요는 없다. 기본이 되는 누르는 법만 조금 익히면 누구나 할 수 있다.

누르는 기본은 각경혈을 누를 경우 힘의 강약, 시간, 힘의 방향, 횟수에 대해서는 다음의 실기편에서 자세히 설명한다. 다만 여기서는 손가락 쓰는법과 누를 때의 자세 등, 지압의 기술중에서도 가장 기본적이고 중요한 사항에 대해 설명한다.

02 엄지 손가락 쓰는법

엄지 손가락은 지압의 생명이라고 해도 과언은 아니다. 그런데 엄지 손가락을 쓰는데 있어서 중요한것은 손가락을 충분히 젖혀서 제2관절 (손가락의 둘째 리듬)을 경혈에 대고 누르는 일이다. 왜 제2관절을 누르는 가하면, 첫째 그래야만 힘을 주기가 쉽기 때문이다. 예를 들어 제2관절과 지문부의 두 부분을 눌러볼 때, 제2관절로 누르는 편이 훨씬 무리없이 지압 할 수 있어서 피로도 덜하는것을 느낄 수 있다.

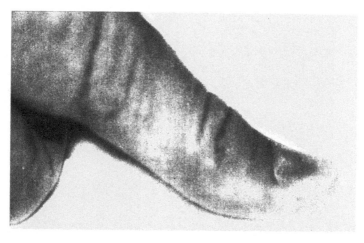

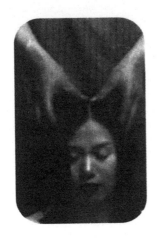

둘째 제2관절로 누르는 편이 피부에 민감한 반응을
가져오기 때문이다. 지압에서는 경혈을 누름과 동시
에 경혈의 반응을 알아내는 것도 손가락의 중요한 역
활이다. 그런데 지문부는 물건을 쥘 경우에 많이 쓰이
므로 피부가 두텁기 때문에 감각이 둔해서 경혈의 반
응을 알아 낸다는 점에서 매우 느리다. 손가락이 잘
뒤로 젖혀지는 것이 있는가하면 젖혀지지 않는 것도
있다. 그런데 지압을 하다보면 손가락이 잘 젖혀지지
않을 때가 있으므로 그 때는 제2관절로 누르도록 한
다.

03 손가락 겹치기

 틀별히 강한 힘으로 누를 경우에는 두 멈지 손가락을 엇 비슷하게 +자형으로 겹치고 양쪽 손가락의 힘을 한 군데에 집중하여 누른다.

 먼저 한쪽 손가락의 제2관절을 경혈에 대고 오른쪽 엄지의 제2관절을 그 위에 겹친다. 이 경우도 두 손가락 특히 아래로 가있는 손가락을 충분히 젖혀서 눌러야 한다.

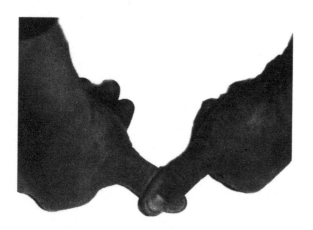

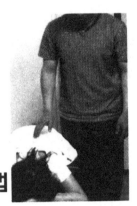

PART 3 실기 치료법

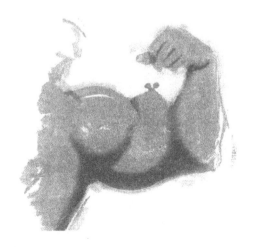

01 현기증

증상
피곤할 때 갑자기 몸이 휘청거리거나 눈앞이 캄캄하거나 하는 증상이 있다. 그 원인의 경우는 혈액순환에 이상이 생긴 것으로 내다볼 수 있다. 대체적으로 저혈압의 원인 이므로 일시적으로 견비통이나 귀울림, 등을 수반하는 수도 있다.

지압의 포인트
백회, 관자놀이, 구미, 중완, 황수, 족삼리, 구호, 태충, 타계, (뒤부위)풍지, 천주, 견정, 심수, 간수, 신수등

지압 방법
보통 세기로 10초간 수직으로 3번 누른다.

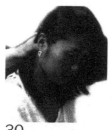

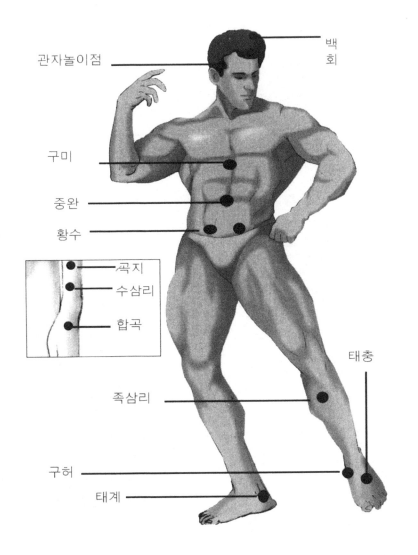

관자놀이점

백
회

구미

중완

황수

곡지
수삼리
합곡

태충

족삼리

구허

태계

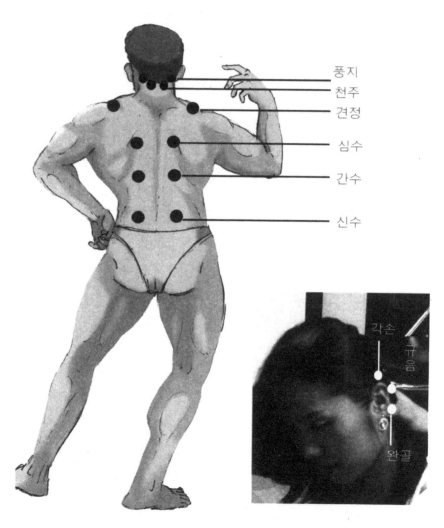

풍지

천주

견정

심수

간수

신수

각손

규음

완골

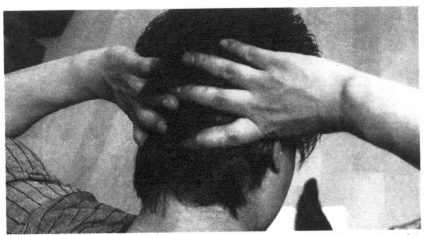

자기의 손가락을 후두부에 대고 엄지 손가락을 얼굴과 평행
이 되게 하여 양 관자놀이에 대고 팔전체로 누른다

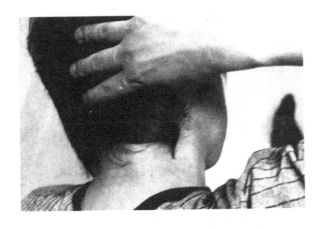

그림과 같이 엄
지손 가락을 제
2관절 경혈에
대고 팔 전체로
누른다.

02 고혈압

증상

최고혈압이 160mHg 이상의 상태가 지속적일때 경우에 따라서 머리위로 혈이 올라오거나 온몸이 나른한 증상이 나타난다. 40, 50대가 되면 차츰 동맥경화가 걱정이 되는데 이 동맥경화의 주범이 고혈압이라 할 수있다. 견비통이나 두통, 불면, 변비, 초조함등의 경우가 있는데 꽤 증상이 진전될 때까지 자각 증상이 없는 경우도 많다.

지압의 포인트

우선은 후두부의 부종이나 목 등이 뻐근한 증상을 푸는 것이 주요 포인트다. 이어서 백회, 천주, 천정, 손의 내관, 합곡, 족삼리, 용천 , 내용천 외

지압 방법

보통 세기로 10초간 수직으로 3번 누른다.

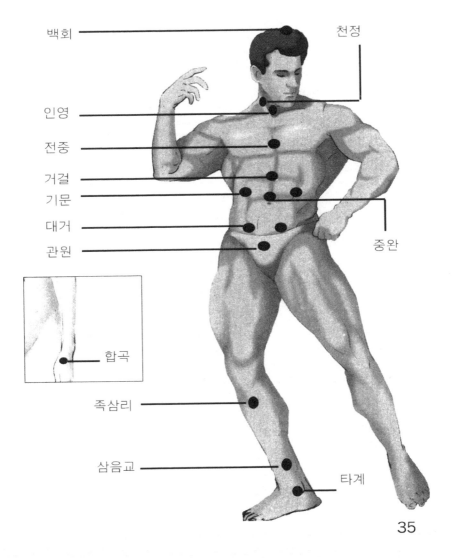

백회

천정

인영

전중

거걸

기문

대거

관원

중완

합곡

족삼리

삼음교

타계

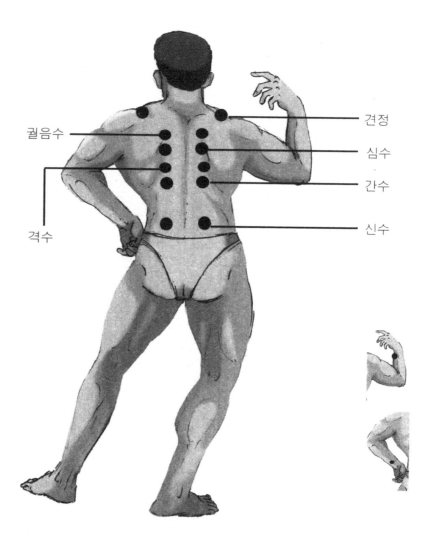

궐음수 ———

격수 ———

———— 견정

———— 심수

———— 간수

———— 신수

지압의 포인트

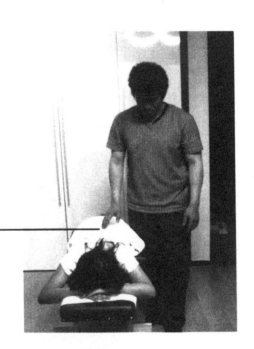

지압의 포
인트는 3번
요추다. 피
시술자는
그림과 같
이 편안하
게 엎드린
다

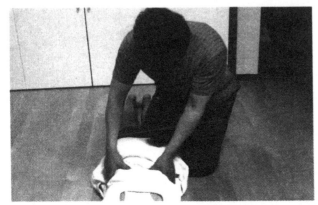

3번 요추를 찾
았으면 그림과
같은 자세에서
1,2,3,4, 까지
가볍게 누르고
이어서5,6,7,8,
로 강하게 수직
으로 누르고 또
13, 14,, 15로
힘을 뺀다.

03 저혈압

증상

일반적으로 저혈압이라고 하면 최고혈압이 90mmHg 이하를 말한다. 첫째 피로하기 쉽고 현기증, 불면, 두통, 어깨결림을 수반한다. 식욕부진, 손, 발등이 냉하기도한다.

지압의 포인트

두통이나 머리가 무거운 증상이 매우 심할 경우에는 백회, 천주를 지압하고 그외는 다음 그림의 경혈을 지압한다.

지압 방법

보통 세기로 10초간 수직으로 3번 누른다.

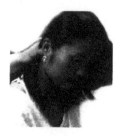

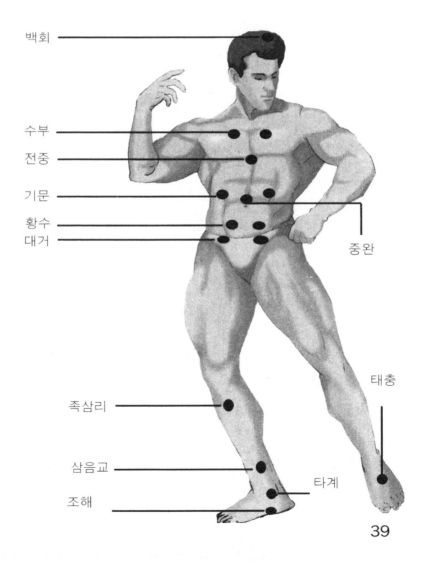

백회

수부

전중

기문

황수

대거

중완

족삼리

삼음교

조해

태충

타계

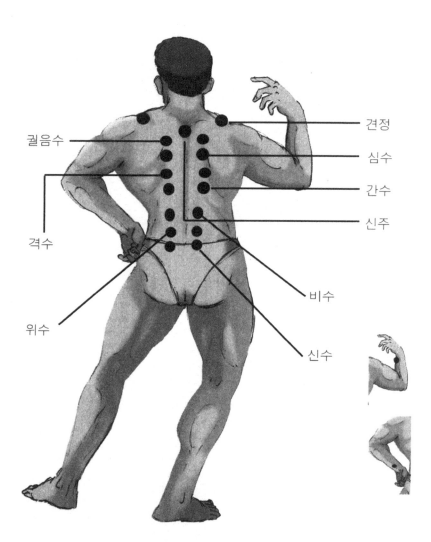

궐음수

격수

위수

견정

심수

간수

신주

비수

신수

지압의 포인트

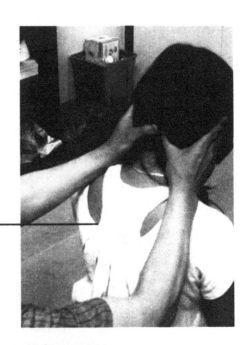

시술자는 피시술자의 뒤에서 양손으로 감싸듯이 하고 엄지손가락으로 경혈점 천주를 지압한다.

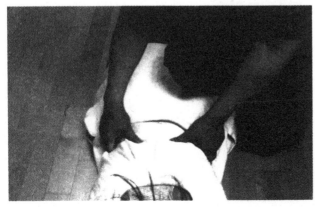

좌우 어깨뼈의 안쪽에 척추(제4흉추)를 사이에 둔 양쪽 부분 궐음수를 전과 동일하게 지압한다.

41

04 당뇨병

증상

몸이 나른해지고 쉽게 피곤이 쌓인다. 충분한 식사를 했는데도 살은 안찌고 계속 마른다. 소변의 양이 많고 자주 목이탄다 등은 전형적인 당뇨병이라 할 수있다. 췌장이 인슐린이라는 호르몬을 분비하기가 어렵게 되는 병이다.

지압의 포인트

당뇨병은 지압요법으로는 직접적으로 인슐린의 분비를 촉진할 수가 없다. 여기서는 당뇨병과 동반되는 모든 증상의 췌장의 기능을 정상화 시킬 수있는 치료가 주목적이다. 다음 그림의 경혈점을 성심 성의껏 지압한다.

지압 방법

보통 세기로 10초간 수직으로 3번 누른다.

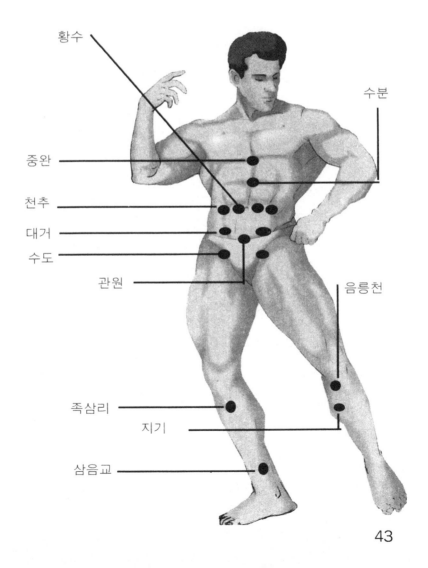

황수

수분

중완

천추

대거

수도

관원

음릉천

족삼리

지기

삼음교

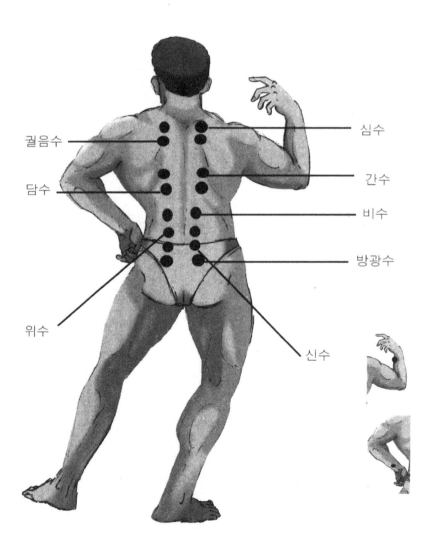

궐음수

담수

위수

심수

간수

비수

방광수

신수

지압의 포인트

시술자는 피
시술자의 뒤
에서 양손으
로 감싸듯이
하고 엄지손
가락으로 경
혈점 천주를
지압한다.

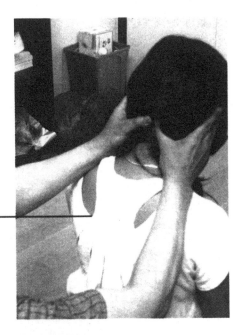

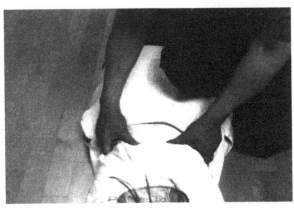

좌우 어깨뼈의 안
쪽에 척추(제11흉
추)를 사이에둔 양
쪽부분 비수를 전
과 동일하게 지압
한다.

05 숙취와 멀미

증상

숙취란 과음에서 오는 두통이나 머리가 무겁거나 구역질, 구토등 머리도 들 수없을 정도로 아프고 얼굴은 충혈되어 금방이라도 토할것 같은 불쾌감을 가져다 준다.

지압의 포인트

이런 경우는 신경계통을 정상으로 되돌리는 경혈이나 신진대사를 활발하게 하는 경혈을 누르면 된다. 머리의 백회, 목의 천추, 풍지, 완골을 지압하면 숙취 시의 두통이나 머리가 가벼워진다. 이어서 구역질이나 메슥거리는 것에는 복부의 구미에서 기문외 천추등 그림을 참고.

지압 방법

보통 세기로 10초간 수직으로 3번 누른다.

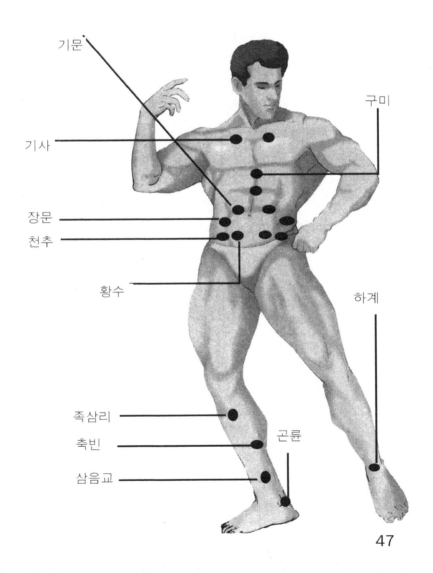

기문

구미

기사

장문

천추

황수

하계

족삼리

축빈

곤륜

삼음교

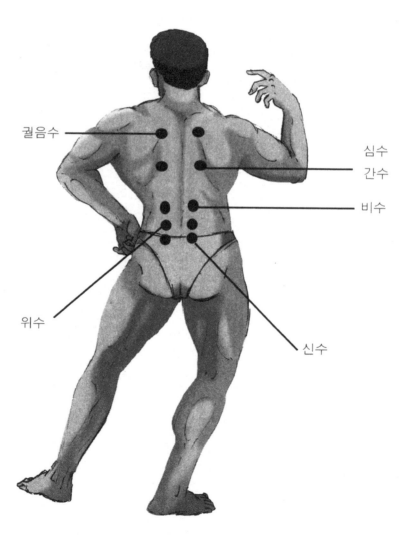

궐음수

심수
간수

비수

위수

신수

지압의 포인트

시술자는 피 시술자의 뒤에서 양손으로 감싸듯이 하고 엄지손가락으로 경혈점 백회를 지압한다.

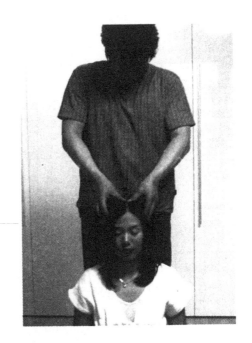

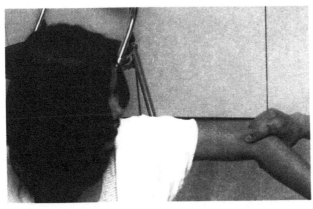

그림과 같이 의 수삼리점을 강하게 누른다

06 잠을 못이룰 때

증상

잠자리가 괴롭고 잠이 깊이 안든다. 대부분의 경우 고민이 있거나 초조와 불안감등 정신적인것이 요인이 되기도한다. 이러한 경우 단지 잠을 못 이룰뿐 아니라 목이나 등이 결리고 나른하며 머리가 멍한 느낌을 동반하는 경우가 허다하다.

지압의 포인트

이런 경우는 신경계통을 정상으로 되돌리는 경혈이나 신진대사를 활발하게 하는 경혈을 누르면 된다. 머리의 백회, 목의천추, 격수에서 간수, 신수, 가슴의 구미에서 거궐, 발바닥의 용천을 지압하는 것이 주요 포인트다.

지압 방법

보통 세기로 10초간 수직으로 3번 누른다.

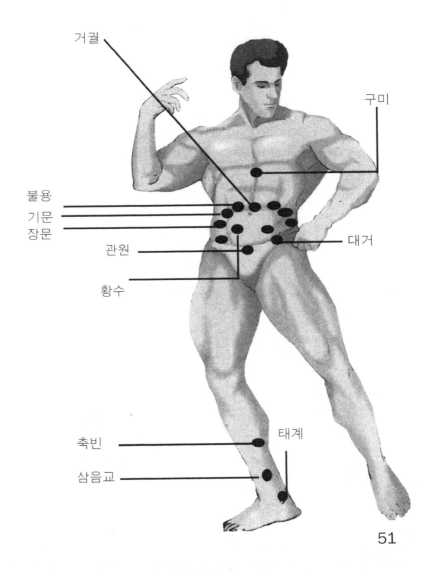

거궐

구미

불용
기문
장문

관원

황수

대거

축빈

태계

삼음교

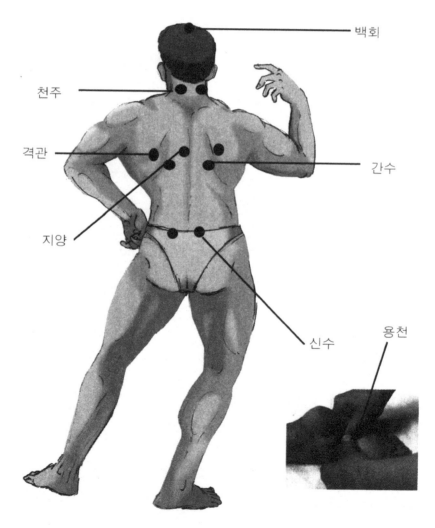

백회

천주

격관

지양

간수

신수

용천

지압의 포인트

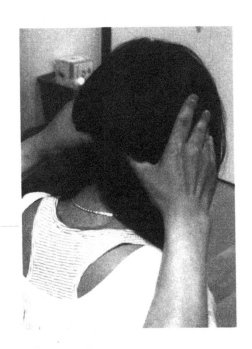

시술자는 피시술자의 뒤에서 양손으로 감싸듯이 하고 엄지 손가락으로 경혈점 천주를 지압한다. 위치는 머리 뒷쪽에 머리카락이 나있는 곳으로 2개의 굵은 근육의 오목하게 들어간 부분.

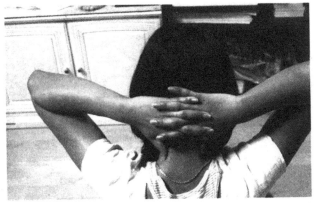

그림과 같이 팔꿈치를 바깥쪽으로 하고 앞팔이 경혈과 직각이 되도록하여 엄지손가락의 제2관절을 경혈에 대고 팔 전체를 밀듯이 한다.

07 뇌졸증으로 인한 반신불수

증상

몸의 오른쪽과 왼쪽 중 어느 한쪽이 마비 상태가 되는 경우 뇌의 혈관이 파괴되어 일어나는 현상으로 이럴 때 뇌졸증에 의한 반신불수가 되는 것이다.

지압의 포인트

손 발을 중심으로 손의 곡지, 온류, 양계, 외관, 발의 태계, 위중, 독비, 족삼리, 곤륜을 가볍게 지압하고 머리의 백회, 곡빈 그리고 목의 천추 어깨의 견정, 견우를 지압으로 딱딱한 근육을 풀어 준다. 몸의 기능을 원활하게 하기 위하여 궐음수를 가볍게 지압하는 것이 포인트이다.

지압 방법

보통 세기로 10초간 수직으로 5번 누른다.

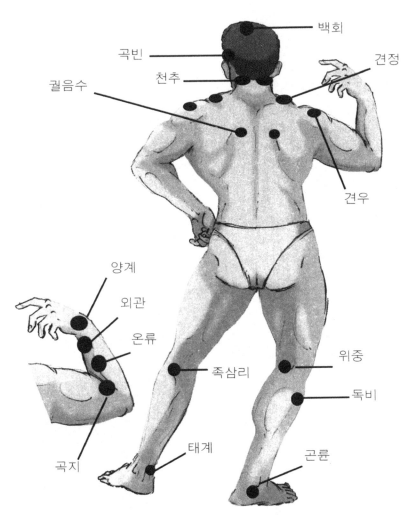

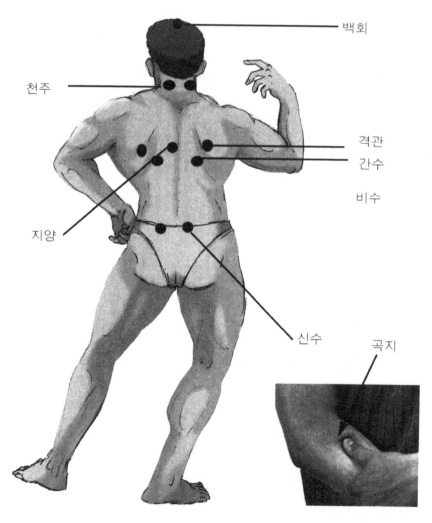

백회

천주

격관

간수

비수

지양

신수

곡지

지압의 포인트

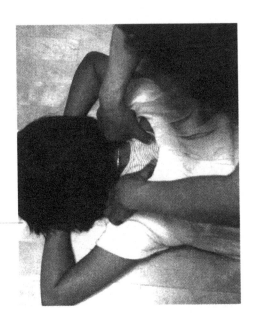

그림과 같이 팔꿈치를 바깥쪽으로 하고 앞팔이 경혈과 직각이 되도록 하여 엄지손가락의 궐음수 경혈에 대고 팔 전체를 밀듯이 하여 10초 간격으로 지압을 한다.

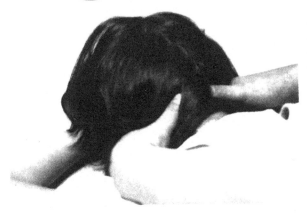

시술자는 피시술자의 뒤에서 양손으로 감싸듯이 하고 엄지손가락으로 경혈점 천주를 지압한다.위치는 머리 뒷쪽에 머리 카락이 나있는 곳으로 2개의 굵은 근육의 오목하게 들어간 부분.

57

08 밥맛이 없을때

증상

모든 음식이 먹고 싶지 않을 때가 종종있을 것이다. 첫째는 소화기 계통의 장애가 우선 이지만 때로는 정신적 스트레스로 인하여 생기는 수도 있다.

지압의 포인트

소화기 계통의 장애로 인하여 식욕이 없을 때는 간수, 비수, 위수의 지압을 하면 소화기 기능이 좋아진다. 그리고 스트레스에 의한 식욕부진은 족삼리 중앙을 지압을 하면 매우 좋아진다.

지압 방법

약간의 힘을 주어 5초간 수직으로 5번 누른다.

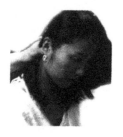

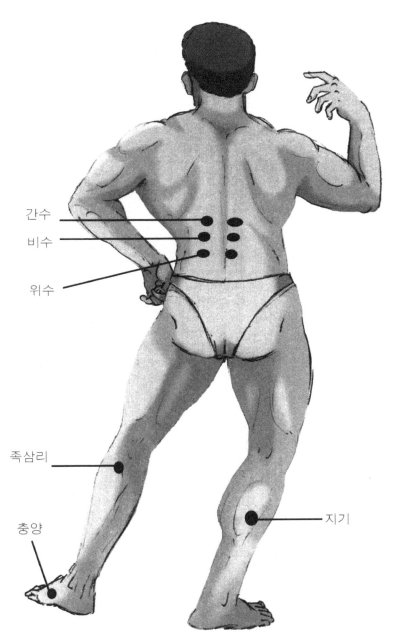

간수

비수

위수

족삼리

지기

충양

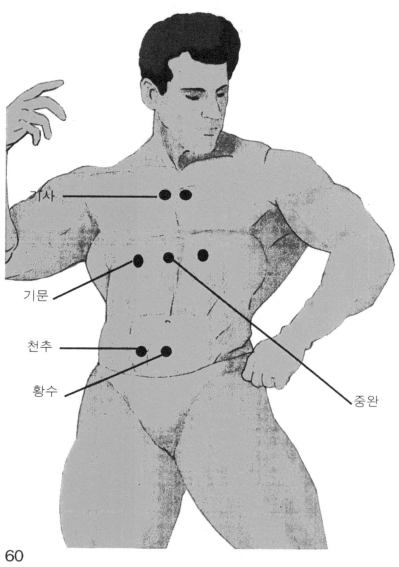

기사

기문

천추

황수

중완

지압의 포인트

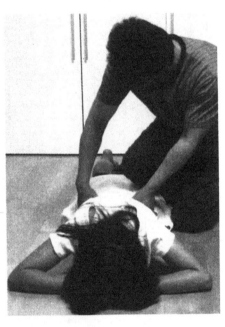

시술자는 피시술자
의 뒤로 눕혀 놓고
양손으로 감싸듯이
하고 엄지손가락으
로 경혈점 간수, 위
수를 보통 세기로
지압한다.

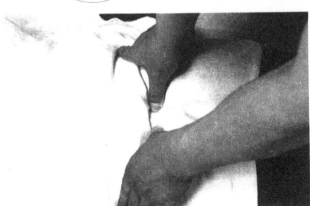

시술자는 피시
술자를 바로 눕
히고 중완,황수,
혈전을 반복하
여 보통 세기로
5초 간격으로
10번 지압한다.

09

증상

살이찌는 경우는 대개 음식을 과다 섭취하거나 운동 부족에 의하여 생기며, 살이 마른 경우는 신경질적이 며 과민한 사람에게 생긴다.

지압의 포인트

살이 많이찐 사람은 기문과 관원을 오가며 반복하여 지압을 한다. 아울러 승산을 지압하면 효과적이다. 그리고 여원, 위수, 비수, 대거, 족삼리, 지기를 지압하 면 매우 좋아진다. 마른 사람은 신수를 지압하는 것이 좋다.

지압 방법

약간의 힘을 주어 10초간 수직으로 5번 누른다.

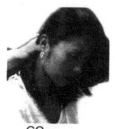

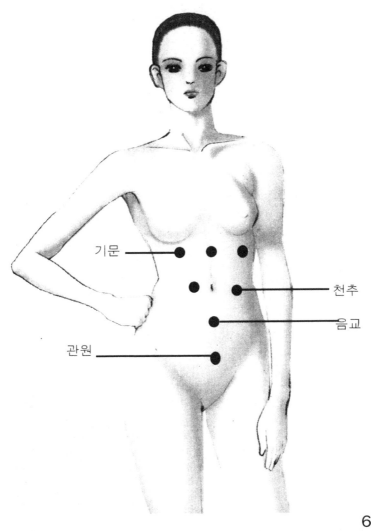

기문

천추

음교

관원

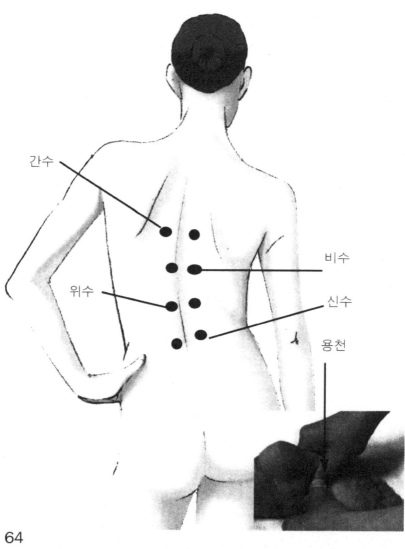

간수

비수

위수

신수

용천

지압의 포인트

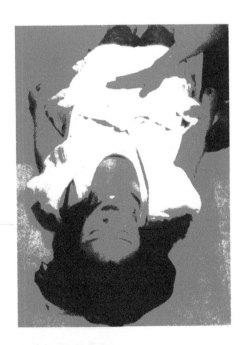

시술자는 피시술
자를 앞면으로 눕
혀놓고 명치에서
전체 손가락으로
경혈점 기문에서
관원까지 쓰다듬
어 내려 밀듯이 반
복하여 지압을 한
다.

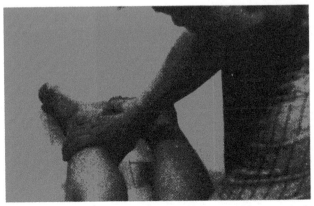

그림과 같이
팔꿈치를 바깥
쪽으로 하고 앞
팔이 경혈과 직
각이 되도록 하
여 엄지손가락
으로 승산 경혈
에 대고 10초
간격으로 지압
한다.

10 구토가 날때

증상

구토가 날때는 부패된 음식을 먹어 밖으로 내보내려는 반사적 생리 현상이며, 갑자기 얼굴색이 창백해지며 구역질이나며 토하는 경우가 많다.

지압의 포인트

이런 경우는 안정을 취하고 기사의 지압이 매우 좋으며 위수, 중완, 천추, 거궐 그외 위장의 기능을 보하기 위하여 족삼리, 여태, 축빈의 지압을 아울러 하는 것이 매우 좋다.

지압 방법

보통 세기로 10초간 수직으로 3번 누른다.

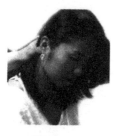

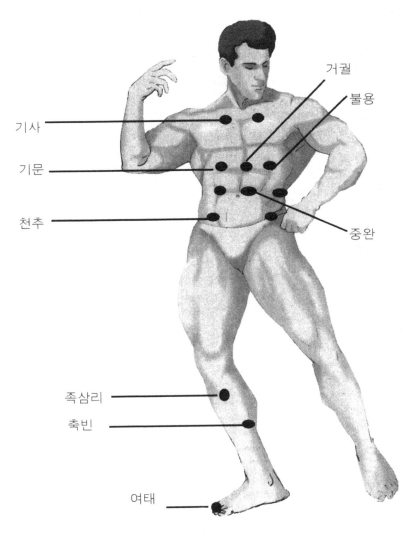

거궐

불용

기사

기문

천추

중완

족삼리

축빈

여태

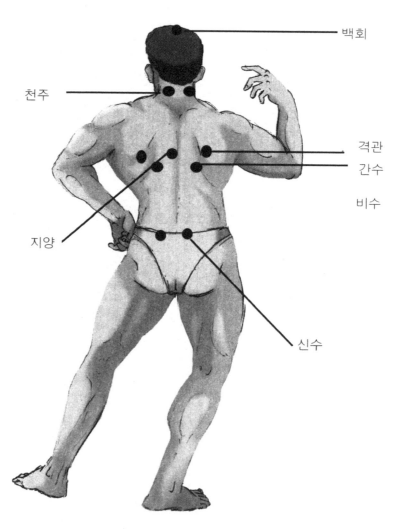

백회

천주

격관

간수

비수

지양

신수

지압의 포인트

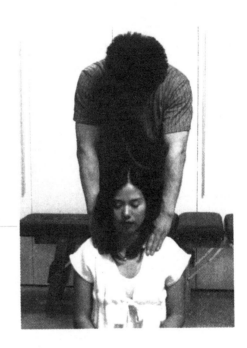

시술자는 피시술자의 구토 증상을 멈추게 하기 위하여 목밑에 튀어나온 기사의 혈전을 양손으로 약간 세게 반복하여 지압한다.

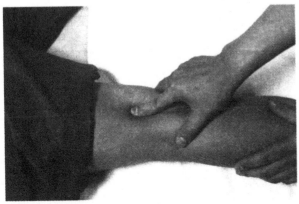

그림과 같이 다리를 중점으로 하여 족삼리, 여태, 축빈의 혈전을 5초 간격으로 반복하여 지압한다.

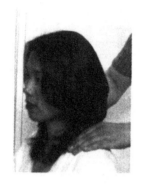

PART 4 안면과 머리 질병

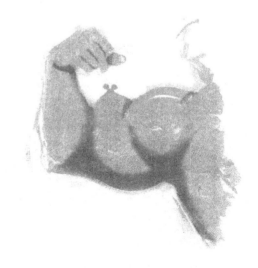

01 머리가 아플때

증상

갑자기 한쪽 머리가 쑤시며 심한 통증을 느끼게 된다, 구역질이 날때도 있다. 그리고 맥박이 뛰듯이 욱신 욱신 쑤실 때도있고. 심하면 어깨가 쑤실때도 있다.

지압의 포인트

제일 먼저 백회를 지압하여 어느정도 안정을 취한뒤 곡차, 함염, 각손, 완골을 지압하고 어깨 통증을 수반할때는 천주, 풍지, 견정을 지압하는 것이 최고의 포인트다.

지압 방법

보통 세기로 5초간 수직으로 5번 누른다.

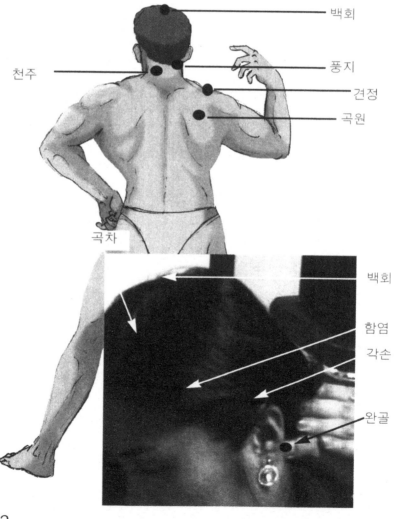

백회

천주

풍지

견정

곡원

곡차

백회

함염
각손

완골

지압의 포인트

시술자는 피시술자를 똑바로 앉혀놓고 양손으로 머리를 감싸고 백회의 경혈을 지압하여 안정을 시킨다음 귀 위에 각 손 경혈을 지압한다.

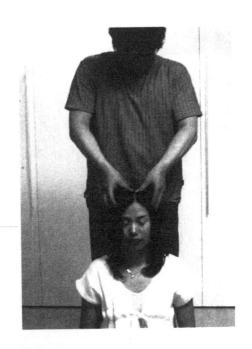

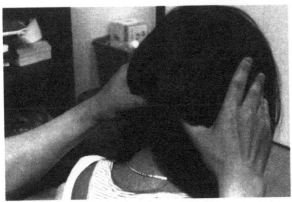

그림과 같이 각손, 천주를 5초 간격으로 여러번 눌러 지압을 반복하면 매우 좋은 효과를 볼 수 있다.

02 뒷골이 쑤실때

증상

 뒷골이 쑤셔 안면까지 통증을 느끼는 수도 있고 통증이 심해 귀까지 경련을 수반하는 수도있다. 이런 증상이 올때 지압으로 많은 효과를 볼 수있다.

지압의 포인트

 이런 경우는 집게 손가락으로 머리의 부분으로 이경혈점(귀위에 머리가 나는 부분)에 대고 지압을 계속한다. 머리나 목덜미뒤의 뻐근한 부분을 풀어준다. 특히 함염,통천의 혈전을 지압하면 혈행을 좋게하고 통증이나 불쾌감을 없애며 뒷머리 쑤시는 현상을 시원하게 한다.

지압 방법

 보통 세기로 5초간 수직으로 5번 누른다.

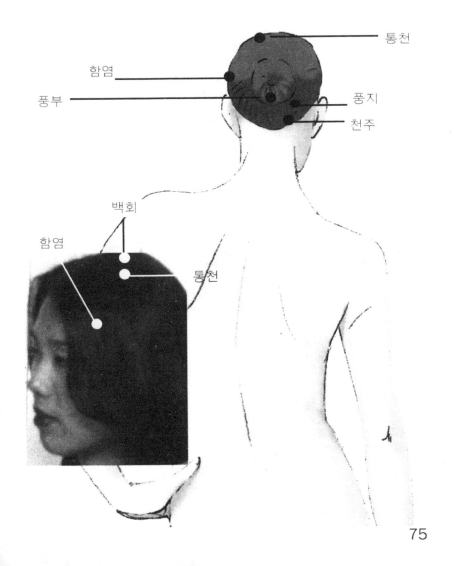

통천

함염

풍부

풍지

천주

백회

함염

통천

지압의 포인트

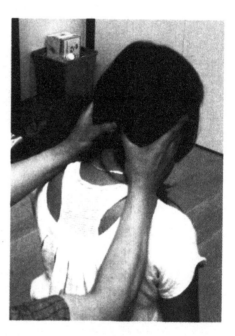

시술자는 피시술자의 뒤에서 양손으로 감싸듯이 하고 엄지손가락으로 경혈점 풍부, 함염, 통천의 혈전을 지압한다.위치는 양쪽 귀뒤에서 약간 밑부분이다.

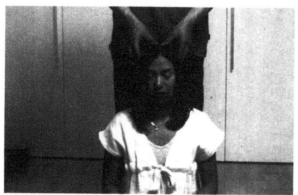

그림과 같이 머리 끝부분에서 약간 올라간 부분에 있는 통천 혈전을 지압하면 매우 상쾌한 기분을 느낄 수 있다.

03 얼굴에 통증이 올때

증상

보통 때는 느끼지 못하나 건강하다가도 갑자기 통증을 느끼는 경우가 있는데 심하면 이마나 뺨, 눈에 이르기 까지 통증을 느끼게 된다. 더욱 심할 경우는 뒷골에서 부터 어깨 까지 쑤시는 통증을 느끼는 수도 있다.

지압의 포인트

이런 경우에는 사백, 양백, 정명의 혈전을 보통 세게 누르면 통증을 가라앉히는 효과를 볼 수있다. 그리고 손의 합곡을 지압하면 통증을 없애는 효과가 있는 지압의 포인트이다.

지압 방법

보통 세기로 5초간 수직으로 5번 누른다.

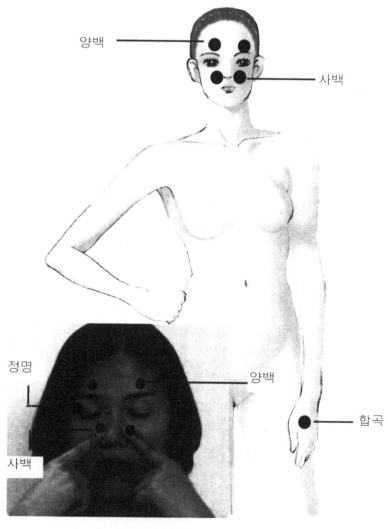

양백

사백

정명

양백

사백

합곡

지압의 포인트

본인 스스로 행할수 있는 방법도 있다. 본인이 양손으로 눈밑의 코 양옆을 두손으로 보통 세게 누르기를 반복하면 아프던 증상이 없어짐을 느낄 수 있다. 사백 혈전을 5초간격으로 반복하여 그림과 같이 누르면 아픈 증상이 살아진다.

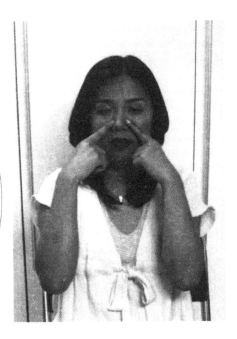

그림과 같이 사백, 향백.정명의 혈전을 보통 세게 반복하여 누르면 최고의 좋은 효과를 볼수 있다.

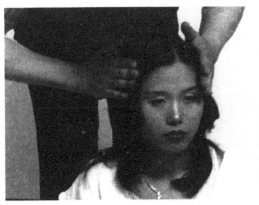

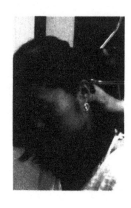

PART 5 눈, 코, 귀의 질병

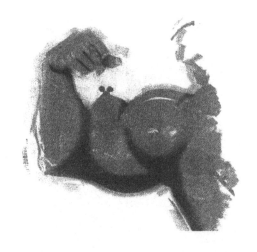

01 눈이 아플 때

증상

눈이 침침하고 잘보이지 않을때가 있으며, 눈 때문에 골이 아플 때도 있다. 눈은 우리 신체 중에 가장 중요한 부분이다. 눈이 아플때는 여러가지 원인에 의하여 나타는데 피로할때 잘 나타나는 경우가 대부분이다.

지압의 포인트

이런 경우는 혈전을 처음에는 천천히 지압하고 서서히 강도를 높혀 지압해야 눈에 무리가 가지 않는다. 정명, 태양, 동자료, 천주, 견정의 혈전이 눈의 아픔을 맑게 해주는 지압의 중요 포인트가 된다.

지압 방법

보통 세기로 그리고 서서히 강하게 혈전을 10초간 수직으로 10번 누른다.

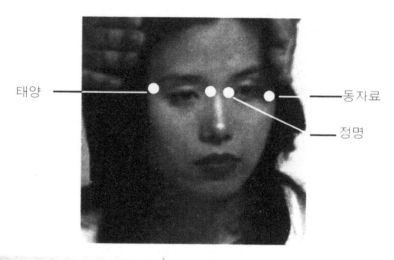

태양 ————　　　　　　　　———— 동자료

　　　　　　　　　　　　　———— 정명

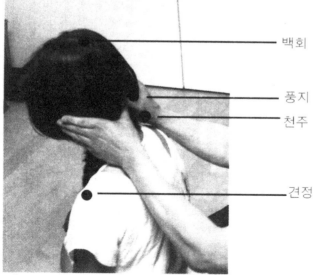

백회

풍지

천주

견정

지압의 포인트

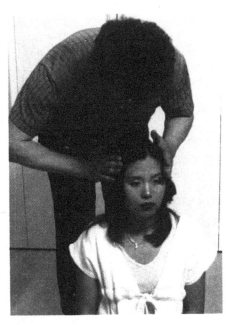

시술자는 피시술자
의 정면에서 눈꼬리
양쪽의 태양 혈전을
처음에 서서히 지압
하고 점차적으로 세
게 지압을 한다. 그
리고 정명 혈전을
위와 같은 방법으로
지압을 한다.

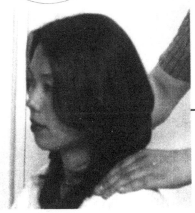

그림과 같이 양
쪽 어깨에 견정
혈전을 보통 세기
보다 아주 강하게
지압을 한다.

증상

코에 갑자기 이상이 생겨 아픈 경우가 있을 것이다. 코를 풀어도 시원치 않고 계속하여 아픈증상이 나타나는 경우는 다음과 같다. 알레르기나, 감기, 수면 부족으로 코에 이상이 생기는 경우가 대부분이다.

지압의 포인트

이런 경우는 혈전에 자극을 줌으로서 치료 효과를 높일 수있다. 중요 혈전은 영향, 비양, 곤륜을 얼굴이 아플때와 같은 방법으로 처음엔 약하게 그리고 점점 강하게 혈전을 지압한다.

지압 방법

보통 세기로 그리고 서서히 강하게 혈전을 5초간 수직으로 5번 누른다.

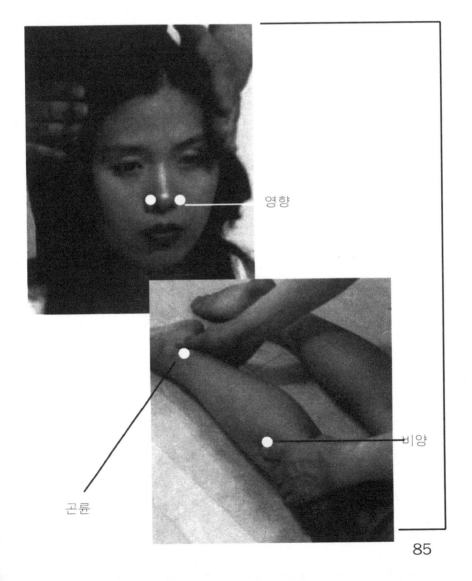

영향

비양

곤륜

지압의 포인트

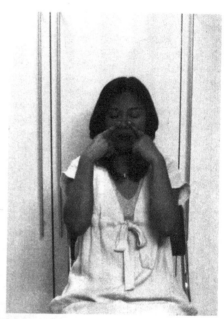

시술자는 피시술자의 정면에서 코가 오목하게 들어간 영향 혈전을 처음에 약하게 그리고 점점 세게 지압을 한다. 시술자 없이 본인이 집접 지압을 해도 효과를 볼 수있다.

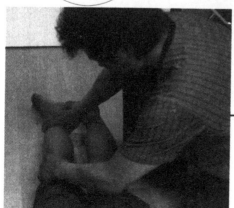

그림과 같이 눕힌 상태에서 비양과 곤륜의 혈전을 여러번 지압 함으로서 코막힘 증상이나, 코가 아픈 증상이 풀릴때 까지 5초간 5번 지압을 한다.

03 비염

증상
코에 염증이 생겨 코가 막히거나 고름이 생겨 코 점막이 붙어 재치기가 나거나 콧물이 계속 나오는 경우 머리가 뒹하고 기억력 저하를 가져오며, 심하면 축농증이 되어 평생 고생하는 경우도 생길 수 있는 코에 심한 염증을 말한다.

지압의 포인트
이런 경우는 혈전에 자극을 줌으로서 코막힘에 통천, 풍지의 혈전을 지압하고 인당, 정명, 영향, 거료, 그리고 호흡이 곤란할 정도로 숨이 막힐 때는 천돌, 폐수의 혈전을 지압하면 치료에 좋다.

지압 방법
보통 세기로 그리고 서서히 강하게 혈전을 5초간 수직으로 5번 누른다.

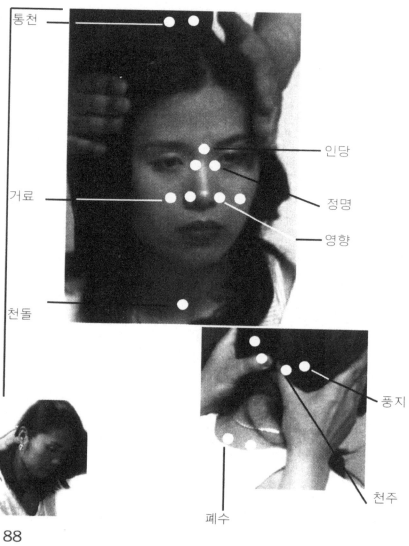

통천

인당

거료

정명

영향

천돌

풍지

천주

폐수

PART 5 눈, 코, 귀의 질병

지압의 포인트

시술자는 피시술자의 정면에서 코 부근의 인당, 거료, 정명, 천돌, 영향의 혈전을 반복하여 5초간 5번씩 보통 세기로 지압한다.그리고 피시술자 스스로도 할 수 있다.

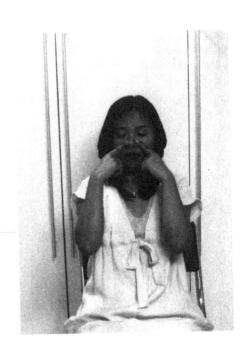

그림과 같이 앉은 상태에서 시술자는 피시술자의 뒷면에서 풍지, 천주, 폐의 혈전을 지압한다.

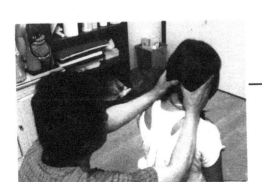

04 코피가 날 때

증상

코피가 나는 경우는 여러가지가 있다. 혈압이 높아서 생기는 때도 있고, 피곤해서 저절로 나오는 때, 누구에게 맞았거나 부닥쳐서 나오는 등도 있고 병의 원인으로 나오는 경우도 있다.

지압의 포인트

이런경우 제일 먼저 할일은 코피를 막는 방법인데 우선적으로 천주, 풍부, 풍지의 혈전을 지압한다. 그리고 나서 대추, 신주혈전을 세게 지압하는 것이 좋다. 심한 경우 혈압이 높아 생길 때는 백회, 인영의 혈전을 지압한다. 그리고 나서 거료, 영향의 혈전도 지압하면 좋다.

지압 방법

보통 세기로 그리고 서서히 강하게 혈전을 5초간 수직으로 5번 누른다.

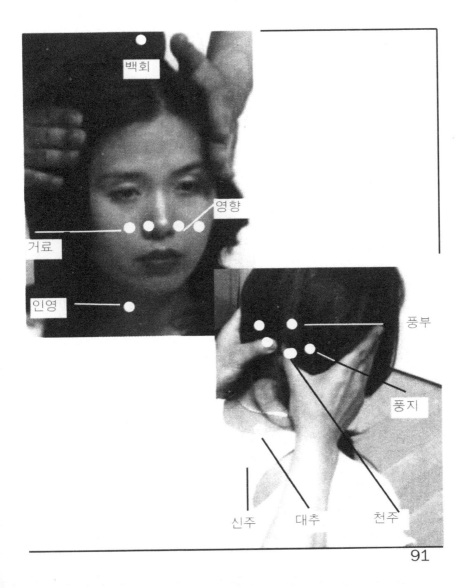

지압의 포인트

시술자는 피시술자의 정면에서 코 부근의 인영, 거료, 영향의 혈전을 반복하여 5초간 5번씩 보통 세기로 지압한다.그리고 피시술자 스스로도 할 수 있다.

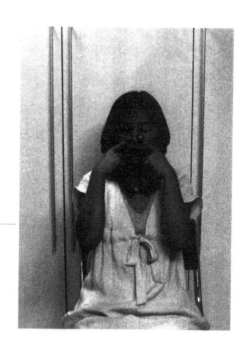

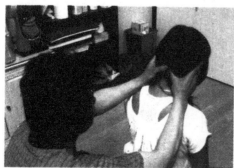

그림과 같이 앉은 상태에서 시술자는 피시술자의 뒷면에서 풍지, 천주, 신주, 대추 혈전을 지압한다.

05 귀병

증상

귀에 염증이 생겨 몹시 아플 때가 있을 것이다. 그럴 때 귀가 너무 아프다 못해 머리, 심지어 이까지 아픈 통증을 수반하게 되는데 의학적으로는 중이염이나 외이염 이라고 한다.

지압의 포인트

이런 경우는 이문, 각손, 청궁을의 혈전을 지압하면 통증이 가라 앉으면서 염증도 제거할 수있는 효과를 누릴 수있다. 그래도 심할 경우는 신수, 황수의 혈전을 지압하고 발목 부근의 부류 혈전에 지압하면 더 좋은 결과를 낳을 수있다.

지압 방법

보통 세기로 그리고 서서히 강하게 혈전을 5초간 수직으로 5번 누른다.

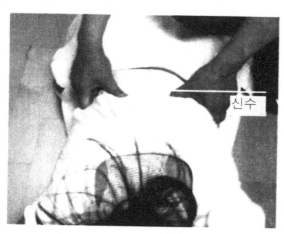

(뒷면)

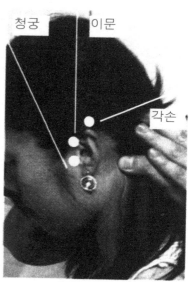

(앞면)

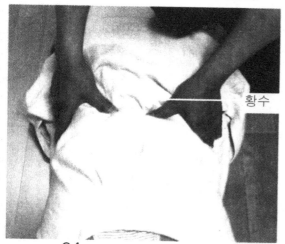

지압의 포인트

시술자는 피시술자의 뒷면에서 귀 윗부분 및 밑부분의 각손, 이문, 천주의 혈전을 반복하여 5초간 5번씩 보통 세기로 지압한다. 그리고 피시술자 스스로도 할 수있다.

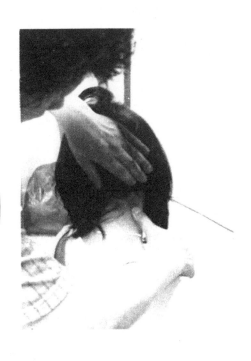

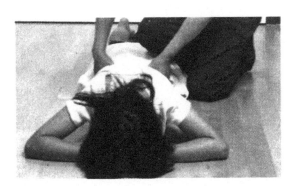

그림과 같이 앉은 상태에서 시술자는 피시술자의 뒷면에서 풍지, 천주, 신주, 대추 혈전을 지압한다.

PART 6 이와 입, 목의 질병

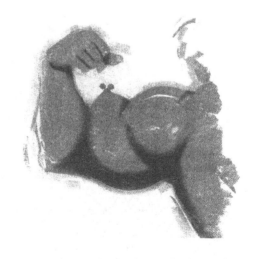

01 이에 큰 진통

증상
이가 썩어 생기는 경우가 대부분이며 잇빨 밑에 신경을 건드려 심하면 잇몸은 물론, 머리까지 쑤시는 경우가 많다.

지압의 포인트
이런 경우는 입 주위의 혈전에 자극을 줌으로서 이의 신경의 통증을 가라 앉힐 수가있다. 사백, 거료, 예풍, 하관, 협거, 지창, 공최, 내관, 곡지 그리고 합곡의 혈전을 지압 하면 된다.

지압 방법
보통 세기로 그리고 서서히 강하게 혈전을 5초간 수직으로 5번 누른다.

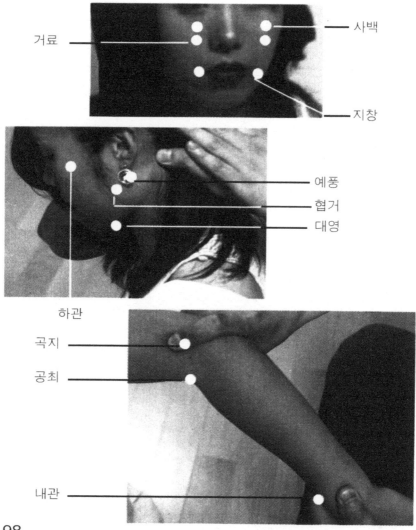

거료

사백

지창

예풍

협거

대영

하관

곡지

공최

내관

98

지압의 포인트

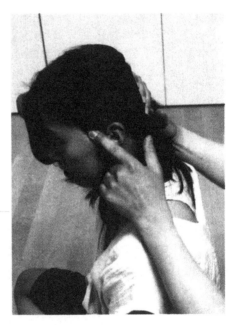

시술자는 피시술자의 정면에서 코가 오목하게 들어간 거료, 사백, 지창의 혈전을 처음에 약하게 그리고 점점 세게 지압을 한다. 시술자없이 본인이 집접 지압을 해도 효과를 볼 수있다.

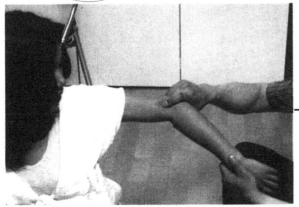

그림과 같이 편히 앉혀놓은 상태에서곡지, 공최, 내관의 혈전을 여러번 지압함으로서 치통을 멈추게 할 수있다.

02 잇몸이 아플 때

증상
 잇몸이 아플 때는 대부분이 잇몸이 부풀어 오르거나, 심하면 잇몸에서 피가 나오는 경우도 있다. 그리고 잇몸이 약해져 이가 흔들리거나 빠지는 경우도 있으니 미리 예방는 것이 최선의 방법이다.

지압의 포인트
 이런 경우는 입 주위나 코 주변의 혈전에 자극을 줌으로서 잇몸의 통증을 가라앉힐 수가 있다. 영향, 화료, 승장, 거료, 대영, 하관의 혈전을 지압하면 된다. 그리고 중완, 황수, 간수, 천추, 신수, 수삼리, 합곡, 수삼리, 천주의 혈전을 지압하면 매우 좋다.

지압 방법
 보통 세기로 그리고 서서히 강하게 혈전을 5초간 수직으로 5번 누른다.

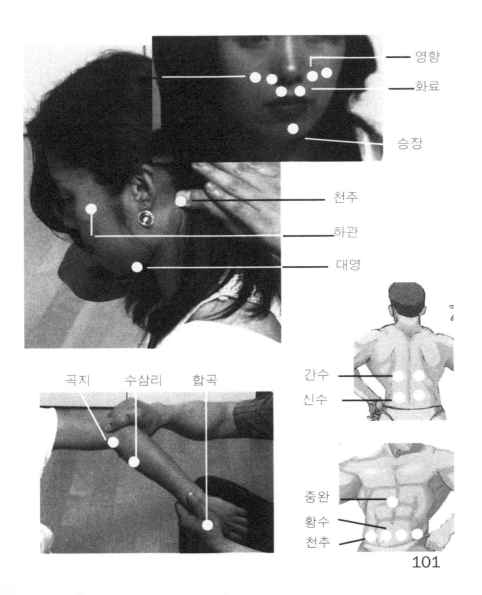

영향

화료

승장

천주

하관

대영

간수

신수

곡지   수삼리   합곡

중완

황수

천추

지압의 포인트

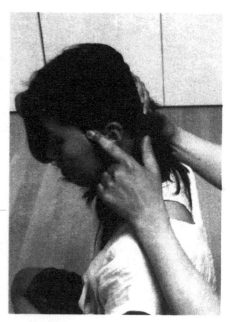

시술자는 피시술자를 편안한 상태로 앉혀놓고 뒤에서 천주, 하관, 대영의 혈전을 보통 세게 5초간 5회에 걸쳐 지압한다. 그리고 나서 좌측 그림과 같이 혈전을 앞, 뒤로 지압한다.

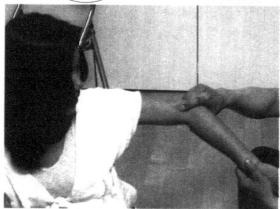

그림과 같이 편히 앉혀놓은 상태에서 합곡, 수삼리, 곡지의 혈전을 위와 같은 방법으로 지압한다.

03 입이나 혀에 염증으로 냄새가 날때

증상

입에 염증이나 혀에 좁쌀같이 오톨 도톨 튀어 나올 때가 있으면 밥이나 심지어 물조차 먹기도 고통을 느낄때가 있다. 그리고 입냄새가 심할 경우 상대방에게 불쾌감을 줄 수도 있으니 양치질을 게을리 해서는 안될 일이다. 위가 나쁜 경우 냄새가 나는 수도 있다. 모든 입에서의 염증은 양치질을 하지 않아 생기나 입냄새는 위가나빠 생기는 경우가 대부분이다.

지압의 포인트

이런 경우 지창, 염천, 거료, 승장, 대영 등의 혈전을 지압하면 염증에 치료가 된다. 입냄새에 불용, 중완, 천추의 혈전을 지압한다. 그리고 수삼리, 곡지, 합곡의 혈전을 지압한다.

지압 방법

서서히 강하게 혈전을 5초간 수직으로 5번 누른다.

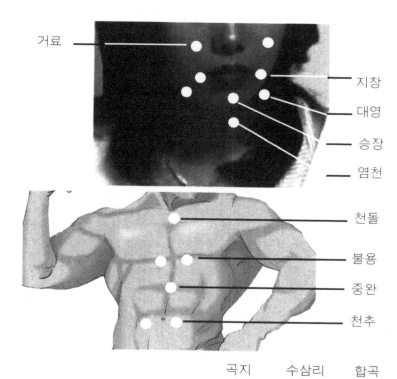

거료

지창

대영

승장

염천

천돌

불용

중완

천추

곡지   수삼리   합곡

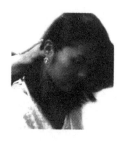

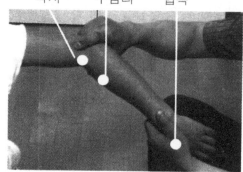

지압의 포인트

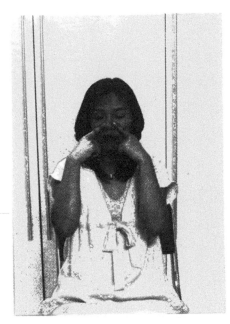

시술자는 피시술자를 편안한 상태로 앉혀놓고 앞에서 승장, 거료, 지창, 염천의 혈전을 보통 세게 5초간 5회에 걸쳐 지압한다. 그리고 나서 좌측 그림과 같이 혈전을 지압한다.(피시술자 자신이 할 수도 있다.

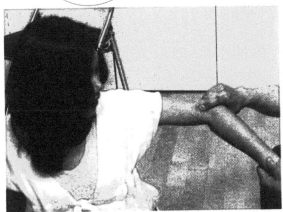

그림과 같이 편히 앉혀놓은 상태에서 합곡, 수삼리, 곡지의 혈전을 같은 방법으로 지압한다.

105

04 목이 아플 때

증상

정도 이상으로 목소리를 크게 하거나 힘에 부치리 만큼 큰소리로 노래를 부를 경우, 목소리가 제대로 나오지 않고, 목이 아프다. 심하면 편도선이 부어올라 식사도 하기 어려울 때가있을 것이다.

지압의 포인트

이런 경우는 목 주위의 혈전에 자극을 줌으로서 목의 신경 통증을 가라 앉힐 수가있다. 인영, 천정, 수돌, 천돌, 풍지, 기사, 예풍의 혈전을 가볍게 서서히 지압한다. 팔의 공최, 척택의 혈전 지압도 병행하면 좋은 효과를 얻을 수있다. 그리고 전중과 황수의 혈전을 지압하면 상승 효과를 얻을 수있다.

지압 방법

보통 세기보다 약하게 그리고 서서히 강하게 혈전을 5초간 수직으로 5번 누른다.

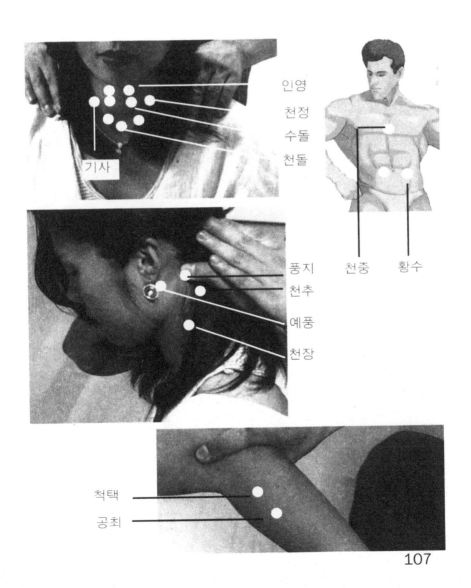

인영

천정

수돌

천돌

기사

천중   황수

풍지

천추

예풍

천장

척택

공최

지압의 포인트

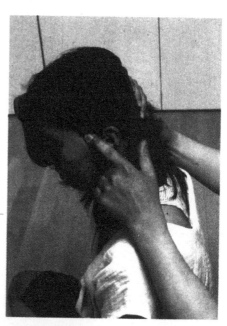

시술자는 피시술자 옆면에서 풍지, 천추, 예풍,천장의 혈전을 처음에 약하게 그리고 점점 세게 지압을 한다. 시술자 없이 본인이 집접 지압을 해도 효과를 볼 수있다.

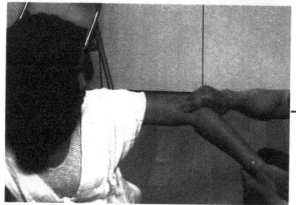

그림과 같이 편히 앉혀놓은 상태에서 척태, 공최의 혈전을 여러번 지압 함으로서 목의 통증을 멈추게 할수 있다.

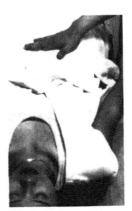

PART 7 호흡기 질병

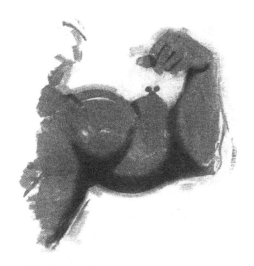

01 심장에 이상을 느낄때

증상

갑자기 심장에 맥박이 빨라지면서 이상한 증상을 느끼는 경우가 생길 것이다. 심한 운동을 하지 않았는데도 그런 경우는 정신적인 충격이나 스트레스에 의해 생기는 경우가 대부분이다.

지압의 포인트

스트레스에 의한 초조, 불안감을 해소해 주는 천주, 궐음수, 심수, 거궐, 전중, 손의 신문, 극문, 소충, 소택의 혈전을 지압하는 것이 지압의 포인트이다.

지압 방법

보통 세기로 10초간 수직으로 5번 누른다.

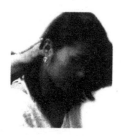

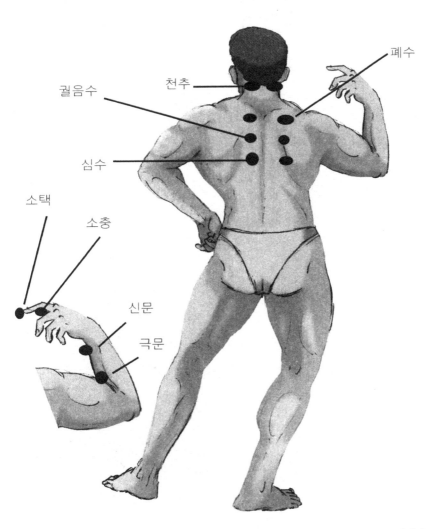

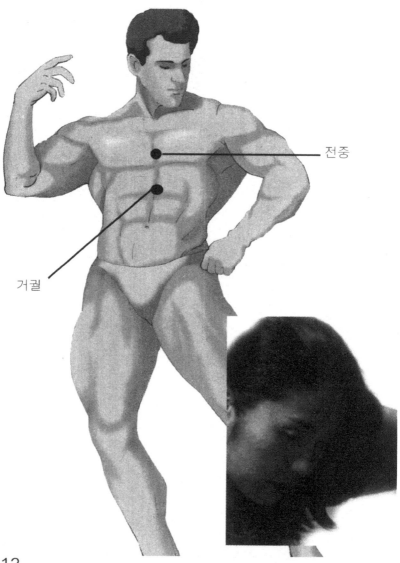

전중

거궐

지압의 포인트

그림과 같이 팔꿈치를 바깥쪽으로 하고 앞팔이 경혈과 직각이 되도록 하여 엄지손가락의 궐음수 혈전에 대고 팔전체를 밀듯이 하여 10초 간격으로 지압을 한다.

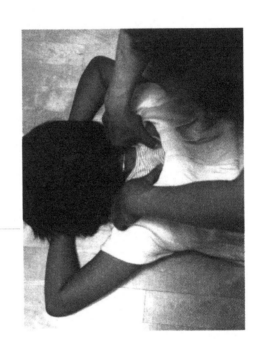

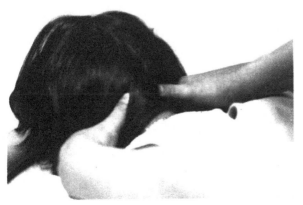

시술자는 피시술자의 뒤에서 양손으로 감싸듯이 하고 엄지손가락으로 경혈점 천주를 지압한다. 위치는 머리 뒷쪽에 머리카락이 나있는 곳으로 2개의 굵은 근육의 오목하게 들어간 부분.

02 호흡 곤란

증상

갑자기 호흡이 곤란하여 숨을 쉬기 어려운 경우를 느 낄 때가있다. 흥분되거나, 심한 운동을 하는 경우 자 주 일어나는 현상인데, 이런 경우 호흡기나, 심장, 등 의 질환이 있을 때 생기는 수도 있다.

지압의 포인트

호흡을 원활이 돕기 위하여 제일 먼저 고황, 궐음수, 심수의 혈전을 지압하고 중부, 중완, 거궐, 극문, 음극, 신수의 혈전을 지압하는 것이 포인트이다.

지압 방법

보통 세기로 지압한다. 5초간 수직으로 5번 누른다.

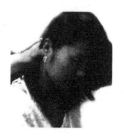

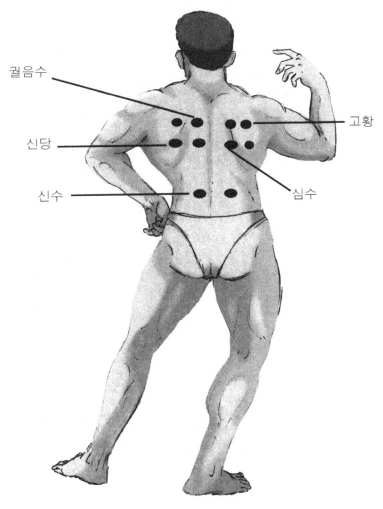

궐음수

신당

신수

고황

심수

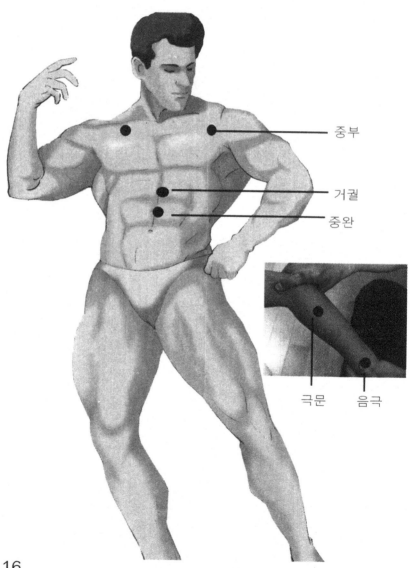

중부

거궐

중완

극문   음극

지압의 포인트

그림과 같이 고황, 심수, 신당 경혈과 직각이 되도록하여 엄지손가락의 궐음수 혈전에 대고 팔전체를 밀듯이 하여 신수의 혈전을 중점으로 하여 5초 간격으로 지압을 한다.

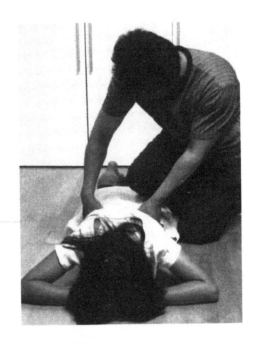

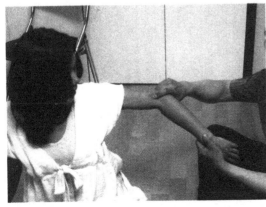

시술자는 피시술자의 팔을 양손으로 잡고 극문과 음극의 혈전을 보통 세기보다 강하게 5초 간격으로 5번 동시에 지압 한다.

03

증상

갑자기 가슴에 심한 통증을 느낄 때가있다. 이런 경우 심장병이나 힘든 노동이나 격한 운동으로인해 가슴의 통증을 수반 하는 경우도 있다.

지압의 포인트

가슴에 통증을 완화 시키기 위하여 중부, 결분, 전중, 신봉의 혈전을 지압하는것이 포인트이다. 그리고 가슴의 갈비뼈가 결릴 때에는 폐수, 심수 등의 혈전을 지압한다. 그리고 협심증이 일어날 경우는 팔의 극문의 혈전을 지압하면 매우 좋은 효과를 볼 수 있다.

지압 방법

보통 세기로지압한다. 5초간 수직으로 5번 누른다.

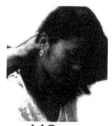

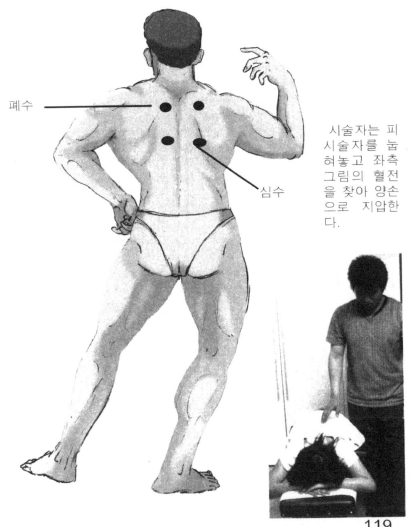

폐수

심수

시술자는 피
시술자를 눕
혀놓고 좌측
그림의 혈전
을 찾아 양손
으로 지압한
다.

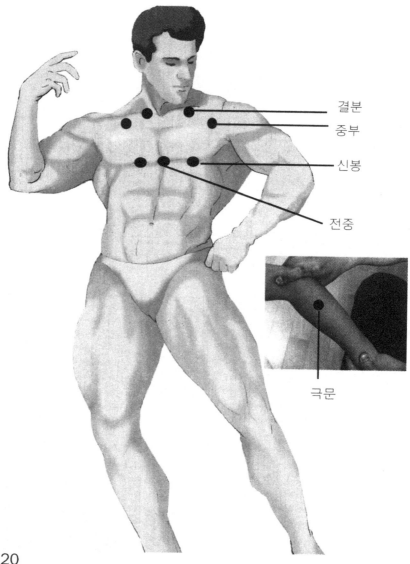

결분

중부

신봉

전중

극문

지압의 포인트

시술자는 피시술자를 편안한 자세로 바로 눕혀놓고, 오른쪽 그림의 혈전을 그대로 5초 간격으로 서서히 그리고 점점 세게 지압한다.

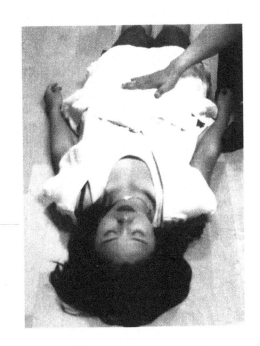

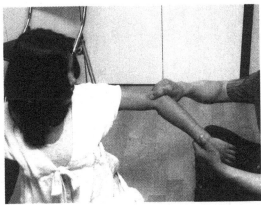

시술자는 피시술자의 팔을 양손으로 잡고 극문의 혈전을 보통 세기보다 강하게 5초 간격으로 5번 지압 한다.

121

04 기침이 날 때

증상

기침이 갑자기 참지못할 정도로 나오는 수가 있다. 이것은 기도로 이물질이 들어가 생길 수도있고 가래가 많아 나오는 수도있다.

지압의 포인트

기침을 가라 앉히는 방법은 천주, 궐음수, 천돌의 혈전을 지압한다. 그래도 멈추지 안을 경우에는 손의 공최나 허리 부분의 신수의 혈전을 찾아 지압하면 매우 효과가 좋다.

지압 방법

보통 세기로지압한다. 5초간 수직으로 5번 누른다.

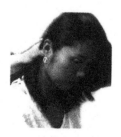

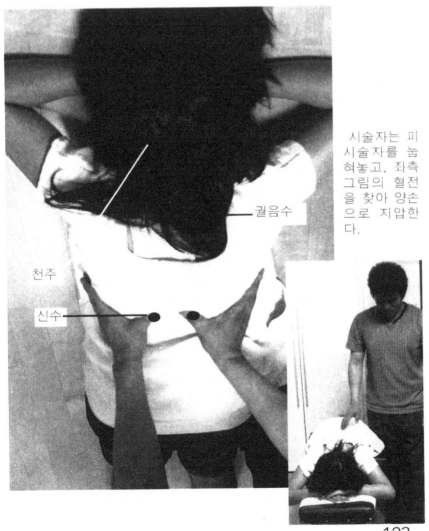

궐음수

천주

신수

시술자는 피
시술자를 눕
혀놓고, 좌측
그림의 혈전
을 찾아 양손
으로 지압한
다.

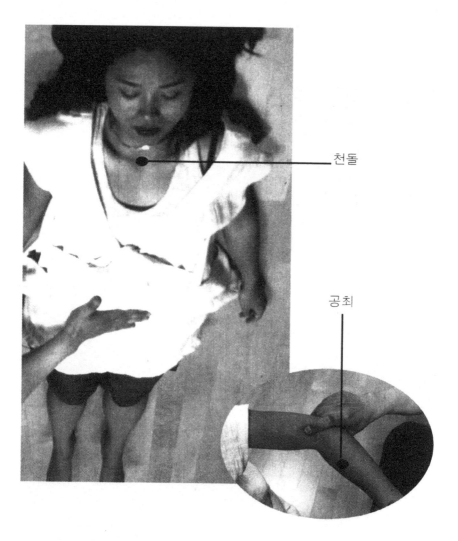

천돌

공최

지압의 포인트

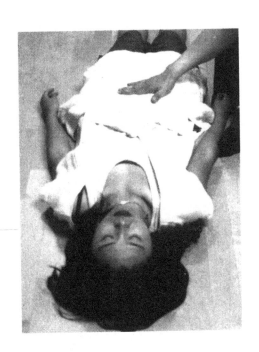

시술자는 피시술자를 편안한 자세로 바로 눕혀놓고, 오른쪽 사진의 혈전을 그대로 5초 간격으로 서서히 그리고 점점 세게 지압한다.

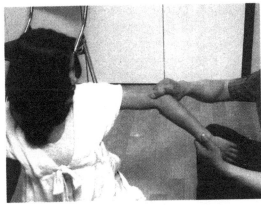

시술자는 피시술자의 팔을 양손으로 잡고 공최의 혈전을 보통 세기보다 강하게 5초 간격으로 5번 지압 한다.

05 가래가 끓을 때

증상

가래가 끓을 때는 이미 바이러스균에 감염이 되어 나오는 경우가 대부분이다. 가래의 종류도 다양하여 노란 고름의 가래가 나오는가하면 피가 섞여 나오는 경우도 있다.

지압의 포인트

가래는 끓고 있으나 나오지 안아 고통을 느낄 때는 천주, 풍지, 삼초수, 신수, 천추, 수삼리의 혈전을 지압하면 가래가 나와 시원해지며 치료의 효과도 볼 수있다.

지압 방법

보통 세기로 지압한다. 5초간 수직으로 5번 누른다.

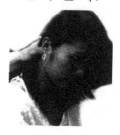

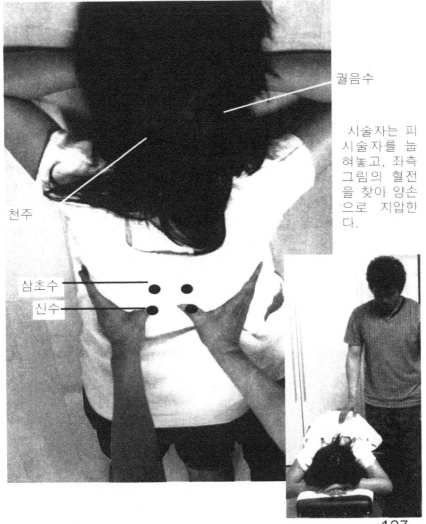

궐음수

천주

삼초수

신수

시술자는 피
시술자를 눕
혀놓고, 좌측
그림의 혈전
을 찾아 양손
으로 지압한
다.

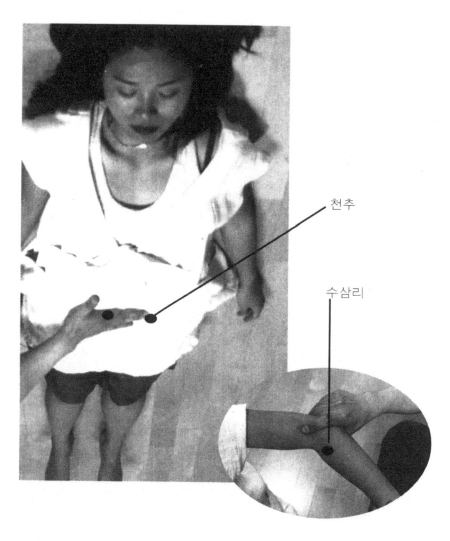

천추

수삼리

지압의 포인트

시술자는 피시술자를 편안한 자세로 바로 눕혀놓고, 오른쪽 사진의 혈전을 그대로 5초 간격으로 서서히 그리고 점점 세게 지압한다.

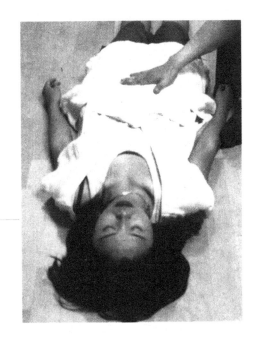

시술자는 피시술자의 팔을 양손으로 잡고 공최의 혈전을 보통 세기보다 강하게 5초 간격으로 5번 지압 한다.

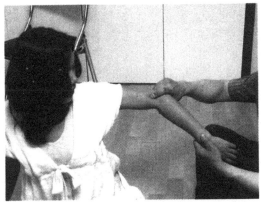

06 감기

증상
감기가 걸리면 발열이 나거나, 몸이 나른하고 콧물이
나오고 목구멍이 아프고 머리가 아프게된다.

지압의 포인트
콧물과 재치기 발열을 멈추게하는 방법은 제일 먼저
풍지, 풍문, 풍부의 혈전을 지압하는 것이 급선무며,
아울러 중부의 혈전을 지압하면 좋은 효과를 볼 수있
다.

지압 방법
보통 세기로지압한다. 5초간 수직으로 5번 누른다.

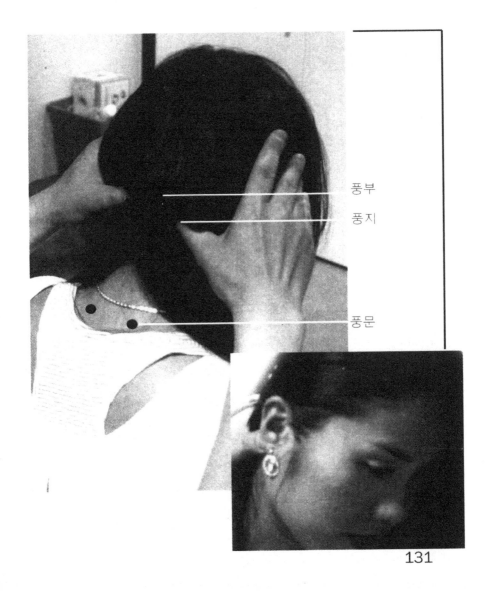

풍부

풍지

풍문

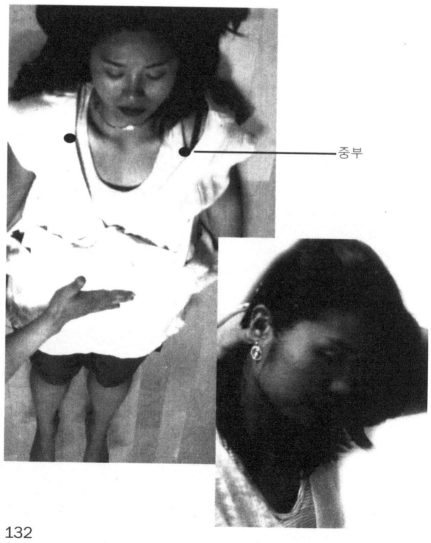

중부

지압의 포인트

시술자는 피시술자를 편안한 자세로 바로 눕혀놓고.오른쪽 사진의 혈전을 그대로 5초 간격으로 서서히 그리고 점점 세게 지압한다.

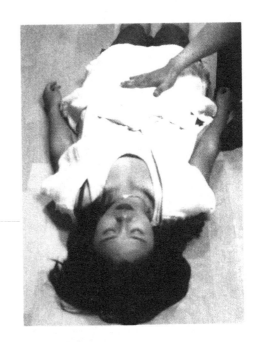

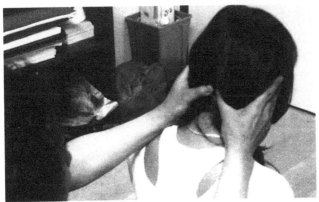

시술자는 피시술자의 팔을 양손으로 잡고 풍문, 풍지, 풍부의 혈전을 보통 세기보다 강하게 5초 간격으로 5번 지압 한다.

133

07 기관지염

증상

감기가 심하여 생기는 경우도 있고 공해나 담배에 의하여 걸리기도한다. 심하면 호흡이 곤란하고 피나 가래가 심하게 나오는 경우도 있다.

지압의 포인트

호흡곤란의 통증을 가라앉히려면 먼저 대추, 폐수, 궐음수, 심수의 혈전을 지압 해야한다. 그리고 전중, 중부, 거궐, 천돌, 신수, 지실의 혈전 그리고 공최의 혈전을 지압하면 매우 좋은 효과를 볼 수있다.

지압 방법

보통 세기로 지압한다. 5초간 수직으로 5번 누른다.

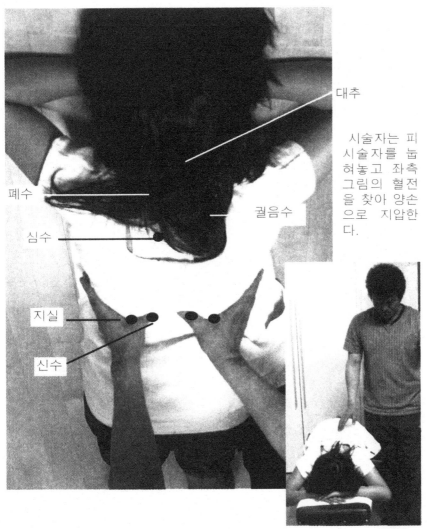

대추

폐수

궐음수

심수

지실

신수

시술자는 피
시술자를 눕
혀놓고 좌측
그림의 혈전
을 찾아 양손
으로 지압한
다.

135

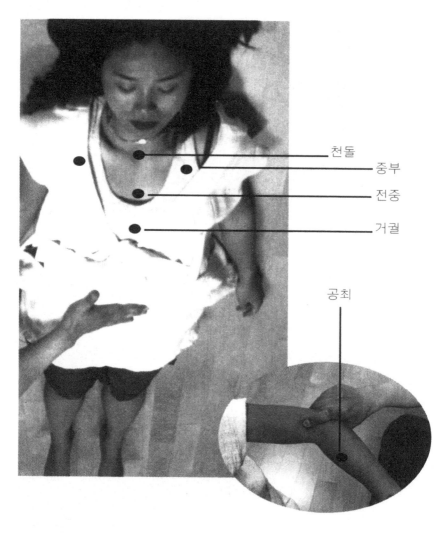

천돌

중부

전중

거궐

공최

지압의 포인트

시술자는 피시
술자를 편안한
자세로 바로 눕
혀놓고 오른쪽
사진의 혈전을
그대로 5초 간
격으로 서서히
그리고 점점 세
게 지압한다.

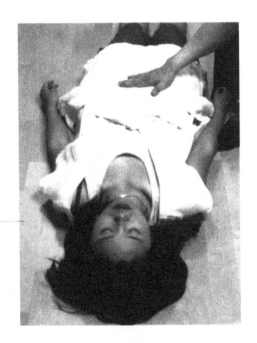

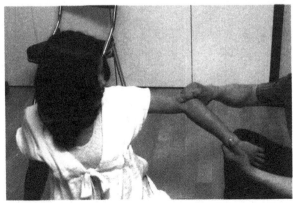

시술자는 피
시술자의 팔
을 양손으로
잡고 공최의
혈전을 보통
세기보다 강
하게 5초 간
격으로 5번
지압 한다.

08 천식

증상

갑자기 기침이 심해지거나 발작을 일으켜 목에 심한 통증을 느끼면 심하면 호흡이 곤란하고 얼굴이 창백해 지는 현상이 발생한다.

지압의 포인트

먼저 몸의 보온에 신경을 써야하기 때문에 대추, 천돌, 중부의 혈전을 지압한다. 그 다음 천주, 지실, 신수의 혈전을 지압한다. 기침을 멈추게 하는데 팔의 공최를 지압하면 효과적이다.

지압 방법

보통 세기로지압한다. 5초간 수직으로 5번 누른다.

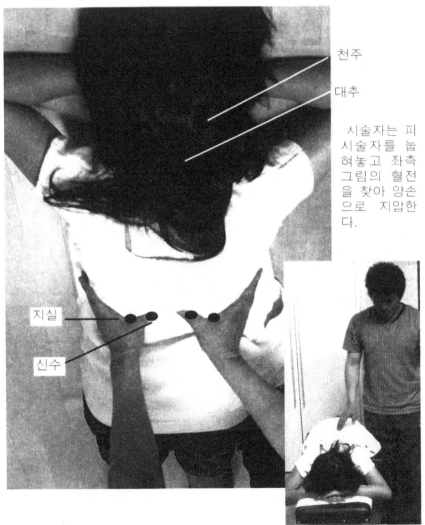

천주

대추

시술자는 피
시술자를 눕
혀놓고 좌측
그림의 혈전
을 찾아 양손
으로 지압한
다.

지실

신수

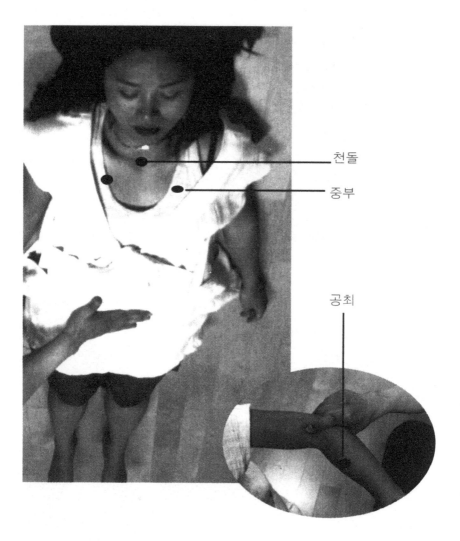

천돌

중부

공최

지압의 포인트

시술자는 피시술자를 편안한 자세로 바로 눕혀놓고 오른쪽 사진의 혈전을 그대로 5초 간격으로 서서히 그리고 점점 세게 지압한다.

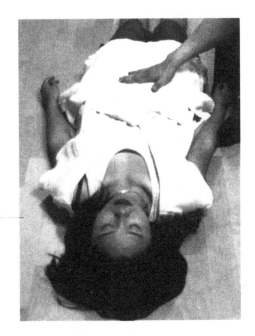

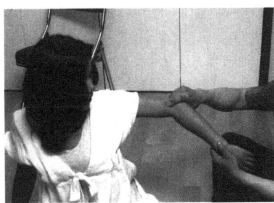

시술자는 피시술자의 팔을 양손으로 잡고 공최의 혈전을 보통 세기보다 강하게 5초 간격으로 5번 지압하면 기침이 멈춘다.

141

09 딸국질이 날때

증상

딸국질이 계속하여 일어나는 현상은 폐가 부풀어 올라서 생기는 횡경막의 상하운동이 반복하여 일어나는 일종의 반사작용의 현상이다.

지압의 포인트

이런 경우 제일 먼저 크게 숨을 쉬어 횡경막의 반사작용을 억제하기 위하여 측경점, 기사, 천정, 천동, 격수, 거궐의 혈전을 지압하면 딸국질을 멈추게 할 수 있다.

지압 방법

보통 세기로 그리고 서서히 강하게 혈전을 5초간 수직으로 5번 누른다.

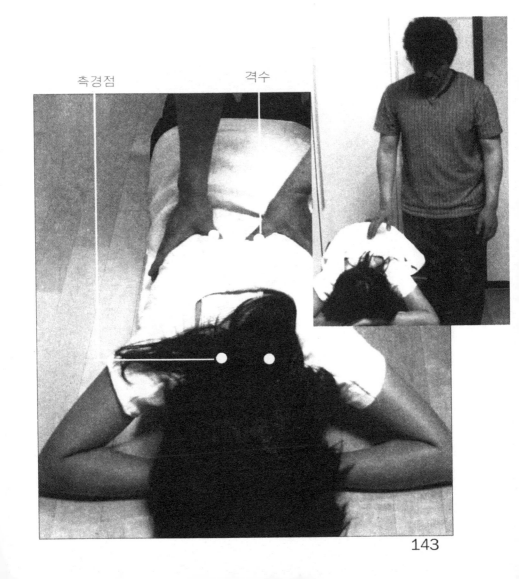

측경점   격수

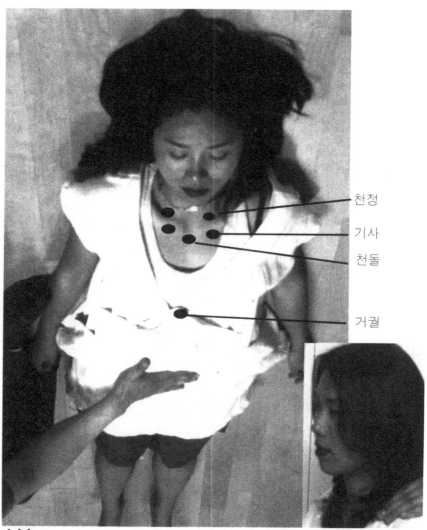

천정

기사

천돌

거궐

지압의 포인트

시술자는 피시술자를 편안한 자세로 뒤로 눕혀놓고 측경점, 격수의 혈전을 지압한다. 5초 간격으로 서서히 그리고 점점 세게 지압한다.

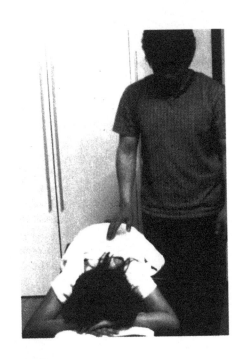

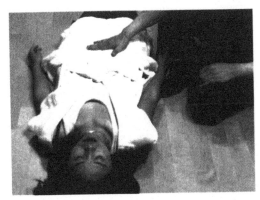

시술자는 피시술자를 편안한 자세로 바로 눕혀놓고 좌측 사진과 같이 혈전을 보통 세기보다 강하게 5초 간격으로 5번 지압한다.

145

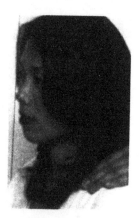

PART 8 어깨 결림

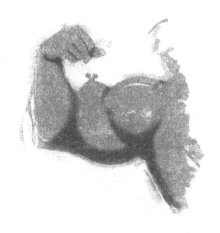

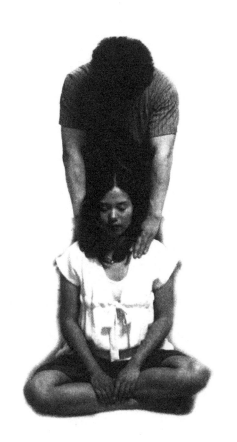

중상

장시간 운전이나 심한 운동을 하여 어깨가 뻐근하고 딱딱하게 굳어져 있는 경우가 있을 것이다. 그리고 정신적인 스트레스에서 목과 어깨가 아픈 중상을 느낄 때도 있다.

지압의 포인트

이런 경우는 목과 어깨 주위의 혈전에 자극을 줌으로서 목과 어깨의 통증을 가라앉힐 수가있다, 천주, 풍지, 곡원, 견정, 예풍의 혈전을 지압하면 좋은 효과를 볼 수있다.

지압 방법

보통 세기보다 약하게 그리고 서서히 강하게 혈전을 5초간 수직으로 5번 누른다.

148

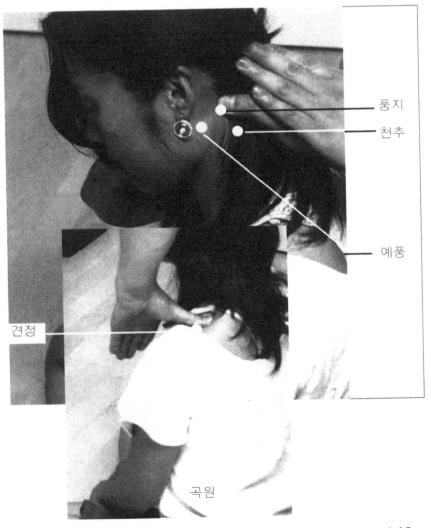

풍지

천추

예풍

견정

곡원

지압의 포인트

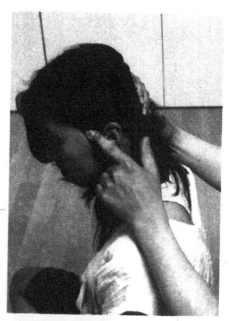

시술자는 피시
술자 뒤에서 풍
지,천추,예풍의
혈전을 처음에
약하게 그리고
점점 세게 지압
을 한다. 시술자
없이 본인이 직
접 지압을 해도
효과를 볼 수있
다.

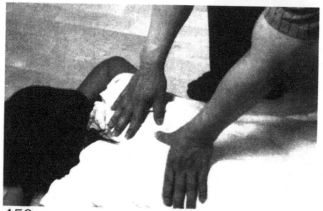

그림과 같이
편히 눕혀놓은
상태에서 견정.
곡원의 혈전을
보통 세게 5초
간격으로 5번
지압한다.

02 오십견

증상

어느날 갑자기 본인도 모르게 팔이 어깨 이상으로 올라 가면 어깨가 끊어 지는 것같이 심한 통증을 본인도 모르게 느끼는 수가있다. 좌우로 움직이지도 못하게 되는 경우 대부분이 오십견에 걸린 경우다.

지압의 포인트

이런 경우는 앞과 뒤의 어깨 주위의 견정, 견우, 노회, 운문, 천종, 비노의 혈전에 지압을 함으로서 어깨의 통증을 가라앉힐 수가있다. 그러나 바로 고칠 수 없기 때문에 본인 스스로 가볍게 어깨를 좌우 반복하여 가볍게 운동을 해주는 것도 매우 효과적이며 몇 개월간의 시간이 필요하다.

지압 방법

보통 세기보다 약하게 그리고 서서히 강하게 혈전을 5초간 수직으로 5번 누른다.

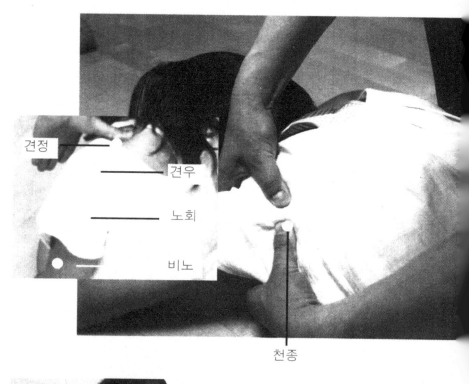

견정

견우

노회

비노

천종

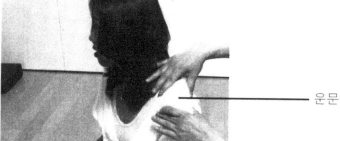

운문

지압의 포인트

시술자는 피 시술자뒤에서 견정.견우.노회의 혈전을 지압한다. 그 리고 앞면의 운문과 팔의 비노 혈전도 보통 세계 5 초 간격으로 지압한다.

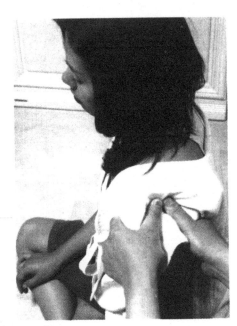

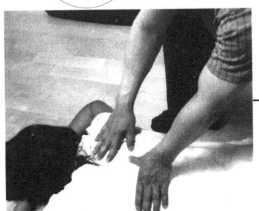

그림과 같이 편히 눕혀놓은 상태서 천종의 혈전을 보통 세계 5초 간격으로 5번 지압한다.

153

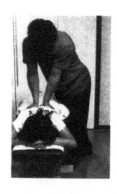

PART 9 손, 발, 허리, 질병

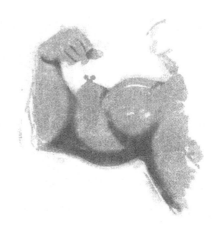

01

손가락이나 손목이 삐었을 때

증상

갑자기 운동을 하다가 또는 겨울철 빙판길을 가다가 실수로 다쳐서 손목이나 손가락이 삐는 경우가 종종 있을 것이다. 이런 경우 심한 통증을 느끼거나 부어 오르는 경우가 있다.

지압의 포인트

제일 먼저 할 일은 통증을 가라 앉히거나 부어 오른 부분을 갈아 앉히는것이 중요하다. 그러기 위하여 얼음찜질을 한 다음, 태연, 대릉, 양지의 혈전을 지압하면 좋은 효과를 볼 수있다.

지압 방법

보통 세기로 지압한다. 10초간 수직으로 10번 누른다.

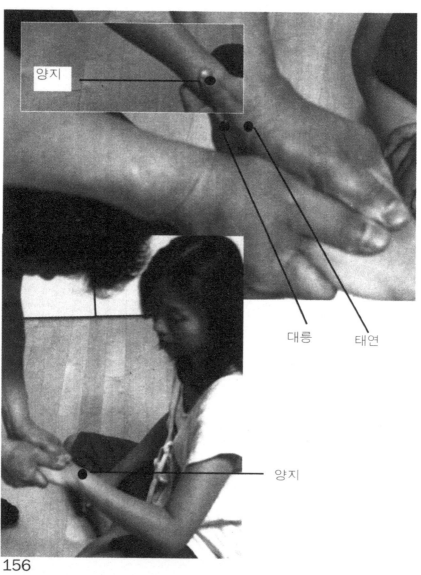

양지

대릉   태연

양지

지압의 포인트

그림과 같이 양지의 혈전을 마사지하듯 가볍게 지압한다. 그리고 혈전을 보통 세기보다 강하게 10초 간격으로 10번 동시에 지압한다.

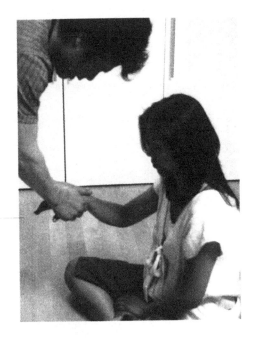

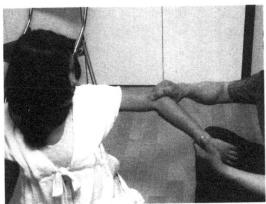

시술자는 피시술자의 팔을 양손으로 잡고 대릉, 태연을 처음엔 약하게 지압한다. 그리고 점점 세게 지압한다.

증상

어느날 갑자기 예고없이 찾아오는 병이다. 신경이 마비되며, 허벅지가 말을 듣지 않고, 엉덩이 뒷편에 통증을 느끼며 차차 하반신으로 내려오는 신경계통의 병이다. 혈액순환 마비에서 오기 쉬으니 운동을 게을리 하지말고 꾸준히 함으로서 미연에 예방할 수있다.

지압의 포인트

제일 먼저 신경계통의 마비 증상을 풀어주는 가벼운 운동이 필요하다. 오추, 거료, 신수, 지실, 족삼리, 은문, 해계의 혈전을 지압하면 서서히 마비가 풀린다.

지압 방법

보통 세기로 지압한다. 10초간 수직으로 10번 누른다.

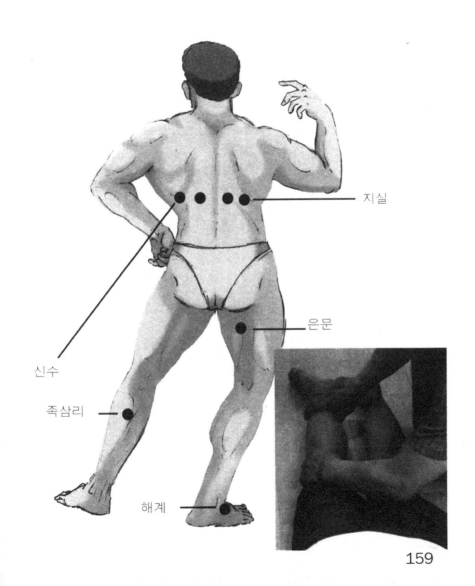

지실

은문

신수

족삼리

해계

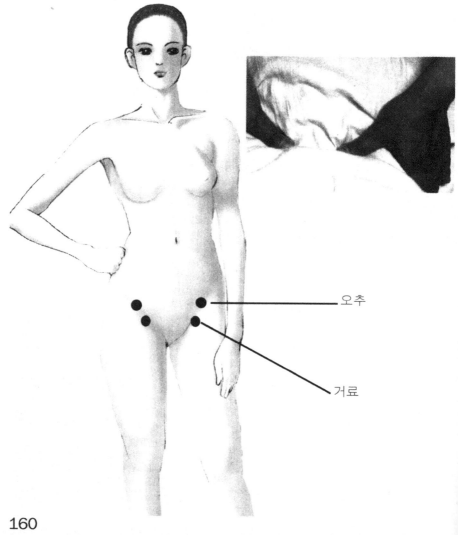

오추

거료

지압의 포인트

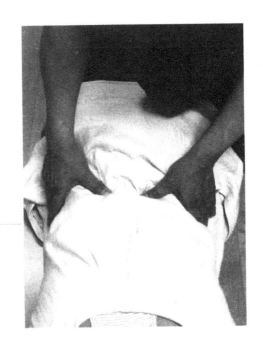

그림과 같이 시술자는 피시술자를 바르게 눕게하고 오추, 거료의 혈전을 지압한다. 5초 간격으로 10번 동시에 지압한다.

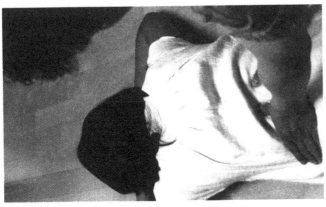

시술자는 피시술자를 뒤로 눕히고 신수, 지실, 은문, 족삼리, 해계의 혈전을 지압한다.

03 무릎이 아플 때

증상

갑자기 예고없이 찾아오는 신경계통의 마비 현상이
일어나며 심한 통증을 느끼는 경우도 있다. 점차적으
로 다리로 내려와 다리를 움직일 수 없는 경우도 생길
수 있으니 주의하지 않으면 안된다.

지압의 포인트

무릎 관절의 통증을 풀어주는 족삼리, 승산, 음릉천,
혈해, 독비, 승산, 위중, 외슬안의 혈전을 지압하면 서
서히 마비가 풀린다. 그리고 신수, 지실, 대장수의 혈
전을 지압하는 것도 좋다.

지압 방법

보통 세기로 지압한다. 10초간 수직으로 10번 누른
다.

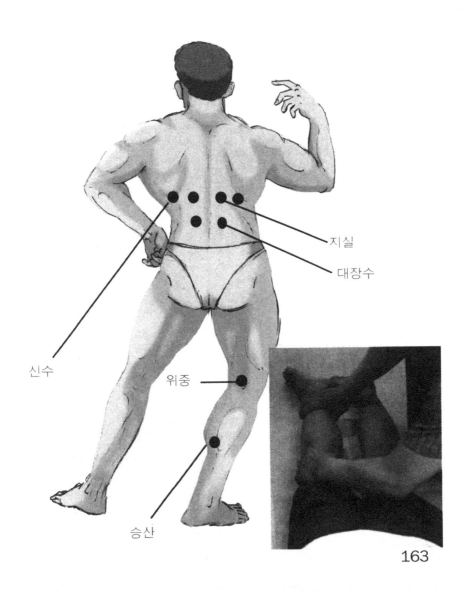

지실

대장수

신수

위중

승산

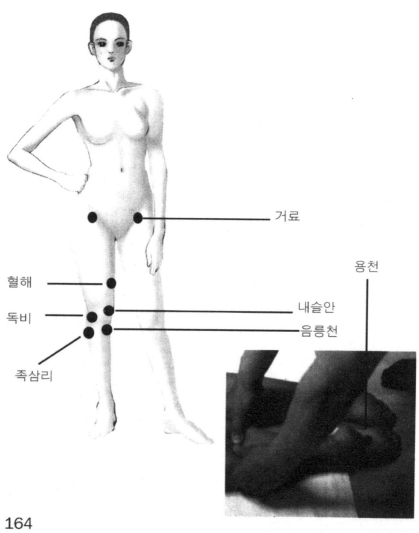

거료

용천

혈해

내슬안

독비

음릉천

족삼리

164

지압의 포인트

그림과 같이 시술자는 피시술자를 바르게 눕게하고 거료의 혈전을 지압한다. 5초 간격으로 5번 동시에 지압한다.

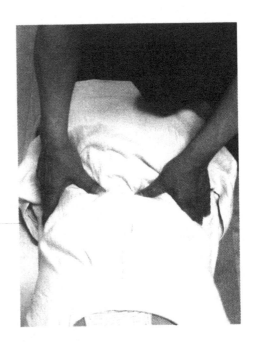

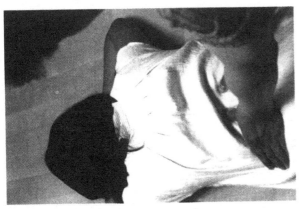

시술자는 피시술자를 편안하게 뒤로 눕히고 신수, 지실, 대장수, 족삼리, 혈해. 내슬안, 음릉천, 독비, 그리고 마지막 용천의 혈전을 지압한다.

04 다리가 아플 때

증상

갑자기 다리의 마비 현상이 일어나며 심한 통증을 느끼게 된다. 그럴 경우 심하면 다리를 움직일 수없는 경우도 생길 수있으니 주의하지 않으면 안된다.

지압의 포인트

다리의 통증을 풀어주는 위양, 음곡, 복토, 양구, 혈해, 은문의 혈전을 지압하면 서서히 마비가 풀린다. 그리고 마지막으로 승부의 혈전을 지압하는 것도 좋다.

지압 방법

보통 세기로 지압한다. 5초간 수직으로 5번 누른다.

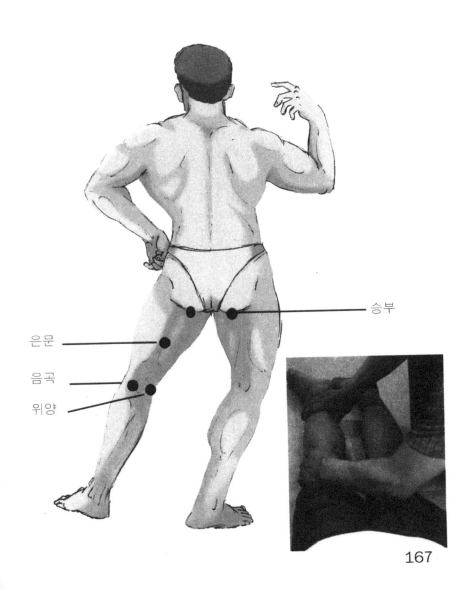

승부

은문

음곡

위양

혈해 ————————————— ● ● ——————————— 양구

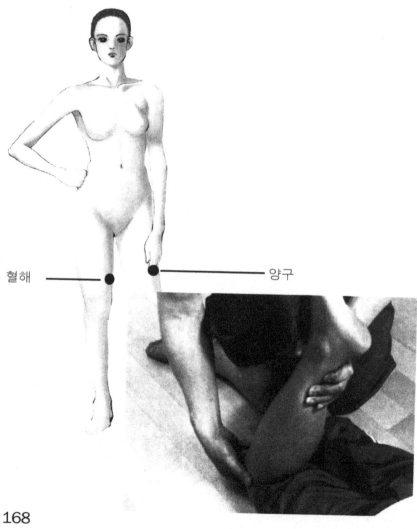

지압의 포인트

그림과 같이 시술자는 피시술자를 뒤로 눕게 하고 은문, 음곡, 위양의 혈전을 지압한다. 5초 간격으로 5번 동시에 지압한다.

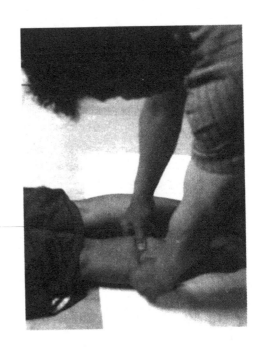

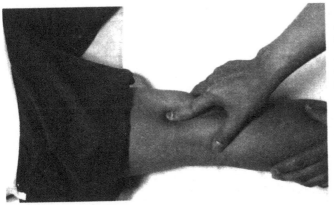

시술자는 피시술자를 편안하게 앞으로 눕히고 양구, 기문, 혈해의 혈전을 지압한다. 그리고 마지막 승부의 혈전을 지압한다.

05 허리가 아플 때

증상

갑자기 허리가 결리고 아프며 심한 통증을 느끼는 경우도 있다. 점차적으로 그 통증이 다리로 내려와 다리를 움직일 수없는 경우도 있으니 주의하기 바란다.

지압의 포인트

허리의 통증을 풀어주는 삼초수, 신수, 방광수, 관원수의 혈전을 지압하면 서서히 통증이 가라앉는다. 그리고 천추, 중완의 혈전을 지압하는 것도좋다.

지압 방법

보통 세기로 지압한다. 5초간 수직으로 5번 누른다.

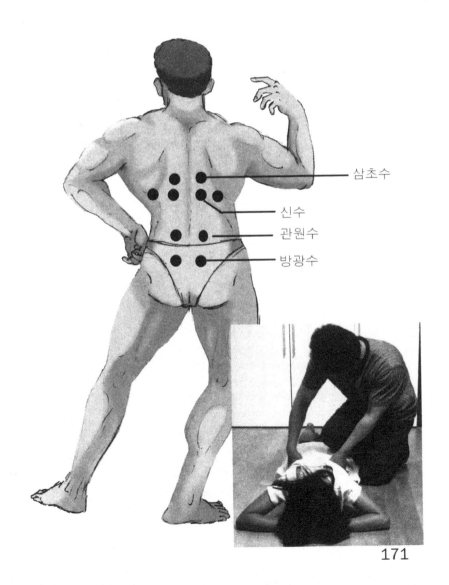

삼초수

신수

관원수

방광수

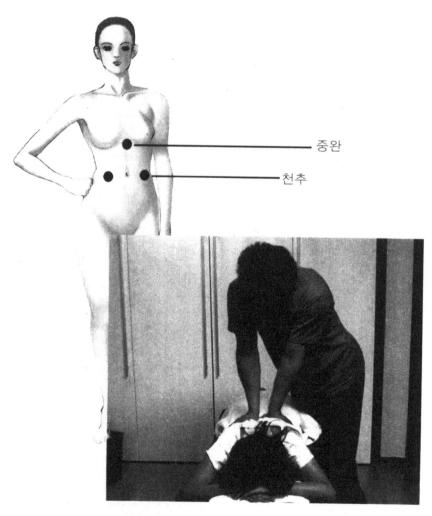

중완

천추

지압의 포인트

그림과 같이 시술자는 피시술자를 바르게 눕게하고 중완, 천추의 혈전을 지압한다. 5초 간격으로 5번 동시에 지압한다.

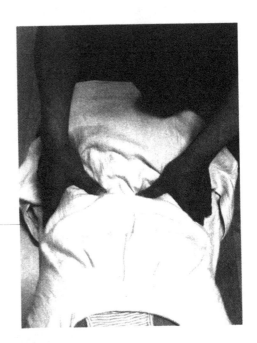

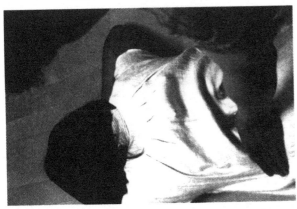

시술자는 피시술자를 편안하게 뒤로 눕히고 삼초수, 신수, 방광수, 관원수의 혈전을 위와 같은 방법으로 지압한다.

173

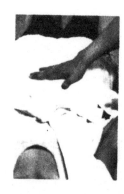

PART 10 소화기 계통 질병

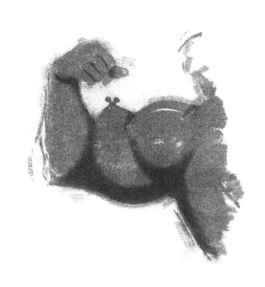

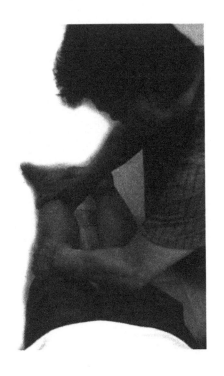

01 배가 더부룩할 때

증상
식사후에 느낄 수있는 경우가 많을 것이다. 배가 부르면서 소화가 잘 안되고 더부럭할 때가있다. 소화가 잘 안되거나 가스가 차서 생기는 수도있다.

지압의 포인트
제일 먼저 할 일은 비수, 대장수의 혈전을 지압한다. 그리고 다음으로 중완, 대거, 관원의 혈전을 지압하고 마지막으로 삼음교의혈전을 지압하면 매우 기분이 좋아지고 더부럭한 현상이 가라앉는다.

지압 방법
보통 세기로 지압한다. 5초간 수직으로 5번 누른다.

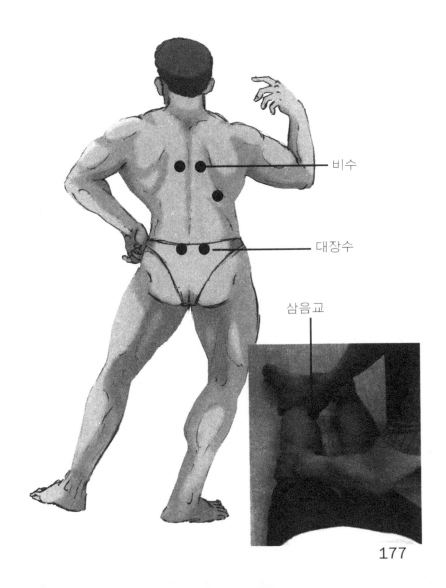

비수

대장수

삼음교

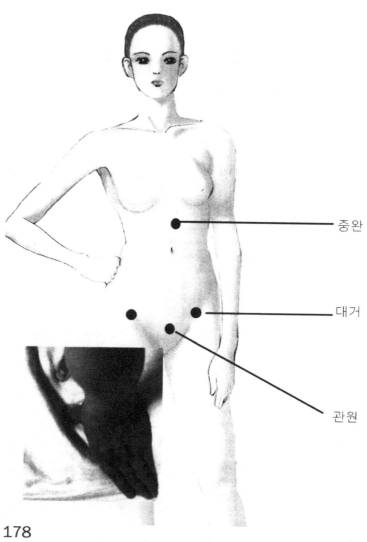

중완

대거

관원

지압의 포인트

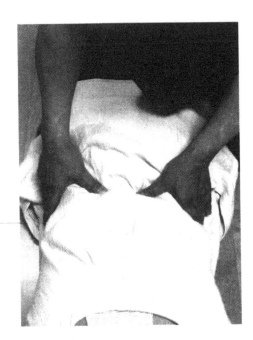

그림과 같이 시술자는 피시술자를 바르게 눕게 하고 중완,대거, 관원의 혈전을 지압한다. 5초 간격으로 10번 동시에 지압한다.

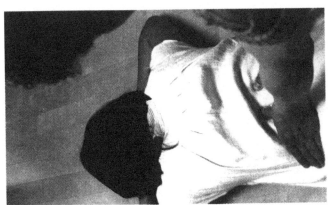

시술자는 피시술자를 뒤로 눕히고 비수, 대장수의 혈전을 위와 같은 방법으로 지압한다.

02 위경련

증상

위에 갑자기 복통이나 경련이 일어 날 때는 명치가 치밀어 올라오면서 매우 아픈 진통을 느끼게 된다. 여러 가지 증상이 있으나, 심하면 구토가 나는 수도 있다.

지압의 포인트

만성 경련이나 복통에 격수, 비수, 위수, 불용, 중완의 혈전을 지압하면 된다. 그리고 손의 합곡, 수삼리의 혈전을 지압하면 통증을 가라앉히는데 효과가 좋다.

지압 방법

보통 세기로 지압한다. 5초간 수직으로 5번 누른다.

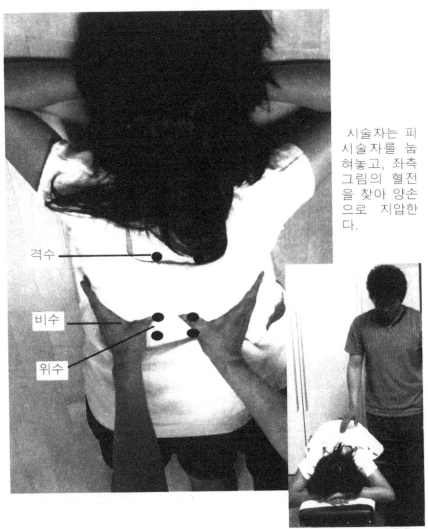

격수

비수

위수

시술자는 피
시술자를 눕
혀놓고, 좌측
그림의 혈전
을 찾아 양손
으로 지압한
다.

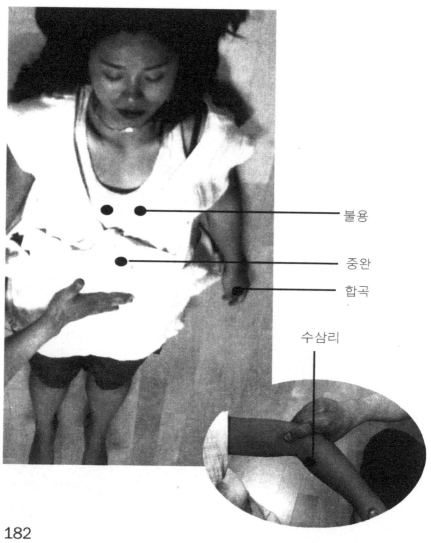

불용

중완

합곡

수삼리

지압의 포인트

시술자는 피시술자를 편안한 자세로 바로 눕혀놓고, 오른쪽 사진의 혈전을 그대로 5초 간격으로 서서히 그리고 점점 세게 지압한다.

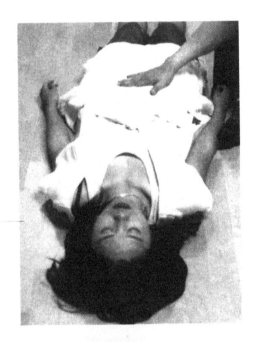

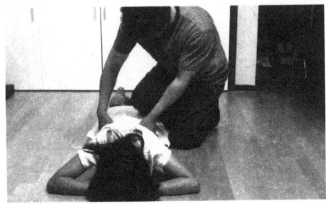

시술자는 피시술자를 뒤로 눕혀놓고 격수에서 위수 까지의 혈전을 보통 세기보다 강하게 5초 간격으로 5번 지압하면 경련이 멈춘다.

03 장염

증상

장염에는 대장염 소장염으로 나눌수 있는데, 대장염은 대변이 잘 나오지않을 때, 소장염은 자주 변비가 나오는 경우이다.

지압의 포인트

장염에는 무엇보다 대장수, 소장수의 혈전을 지압하는 것이 중요하다. 그리고 나서 천추, 대거, 관원의 혈전을 지압하면 매우 좋은 효과를 볼 수있다. 그리고 손의 합곡, 수삼리의 혈전을 지압하면 통증을 가라 앉히는데 효과가 좋다.

지압 방법

보통 세기로 지압한다. 5초간 수직으로 5번 누른다.

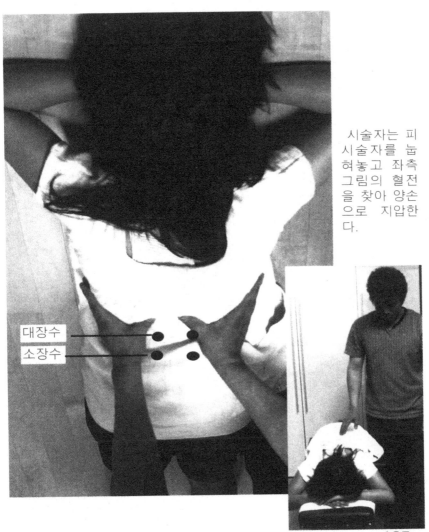

시술자는 피
시술자를 눕
혀놓고 좌측
그림의 혈전
을 찾아 양손
으로 지압한
다.

대장수

소장수

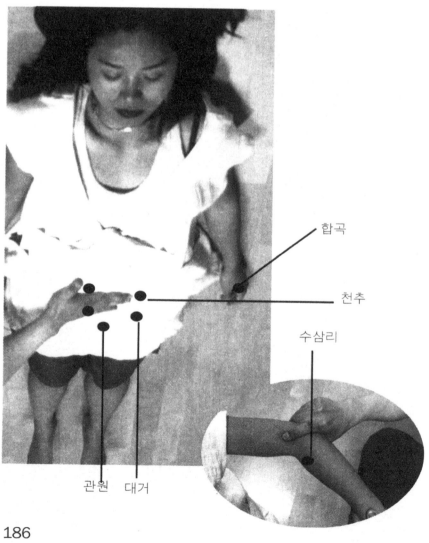

합곡

천추

수삼리

관원　대거

지압의 포인트

시술자는 피시술자를 편안한 자세로 바로 눕혀놓고, 오른쪽 사진의 혈전을 그대로 5초 간격으로 서서히 그리고 점점 세게 지압한다.

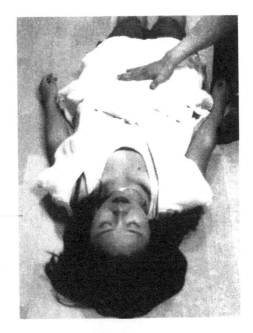

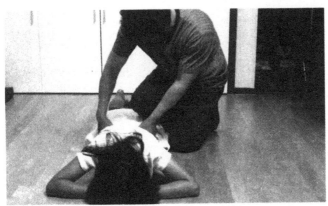

시술자는 피시술자를 뒤로 눕혀놓고 격수에서 위수까지의 혈전을 보통 세기보다 강하게 5초 간격으로 5번 지압하면 통증이 멈춘다.

187

04 담석증

증상

체내에 담석이 생기면 매우 큰 고통을 느끼게 된다. 위가 끊어지는 것같은 통증을 느끼게 되며 심하면 식은 땀이 날정도로 고통이 따른다.

지압의 포인트

담석에는 무엇보다 담수, 간수의 혈전을 지압하는 것이 중요하다. 그리고 나서 기문, 일월, 거궐, 천추, 대거의 혈전을 지압하면 매우 좋은 효과를 볼 수있다. 그리고 삼음교, 양릉천, 구허, 내관, 수삼리의 혈전을 지압하면 통증을 가라 앉히는데 효과가 좋다.

지압 방법

보통 세기로 지압한다. 5초간 수직으로 5번 누른다.

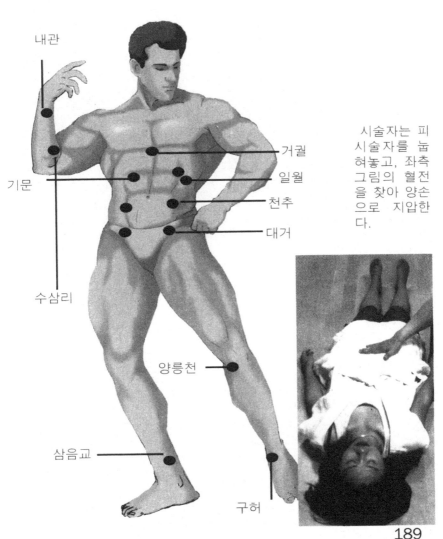

내관

거궐

일월

기문

천추

대거

수삼리

시술자는 피
시술자를 눕
혀놓고, 좌측
그림의 혈전
을 찾아 양손
으로 지압한
다.

양릉천

삼음교

구허

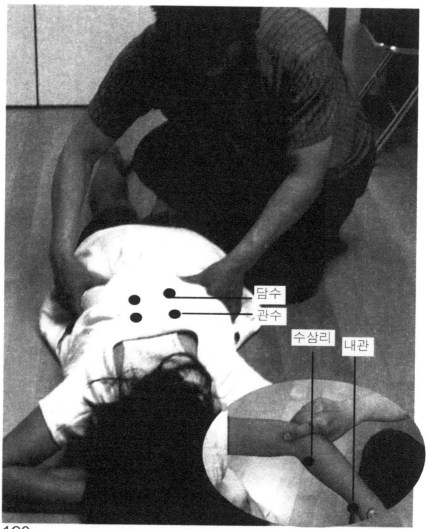

담수
관수
수삼리
내관

지압의 포인트

시술자는 피시술자를 편안한 자세로 바로 눕혀놓고 옆 사진의 혈전을 그대로 5초 간격으로 서서히 그리고 점점 세게 지압한다.

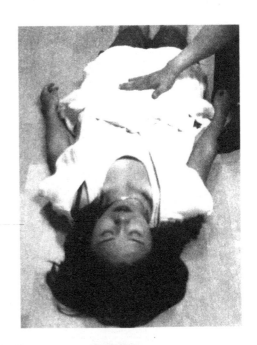

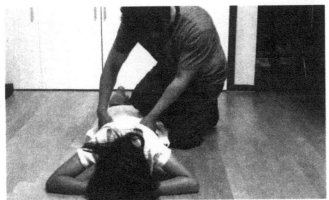

시술자는 피시술자를 뒤로 눕혀놓고 좌측 사진의 혈전을 보통 세기보다 강하게 5초 간격으로 5번 지압하면 통증이 멈춘다.

191

05 설사나 변비

증상

설사는 장의 운동이 너무 활발하여 장벽에 수분이 흡수되지 못하고 곧바로 배출됨으로서 일어나는 경우가 대부분이다. 그리고 스트레스에 의한 불안심리에 의하여도 발생하는 수도 있다. 복통이나 구토가 나는 수도 있다.

지압의 포인트

구토나 복통으로 설사가 날 경우에는 대추, 대장수, 중완, 곡지, 대거, 삼음교의 혈전을 지압하는 것이 포인트다. 변비가 날 경우 신문, 소장수, 족삼리의 혈전을 지압하는 것이좋다.

지압 방법

보통 세기로 지압한다. 5초간 수직으로 5번 누른다.

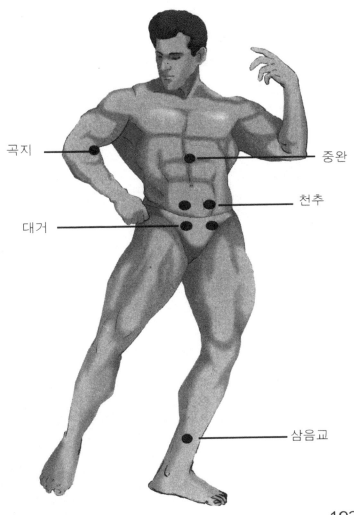

곡지

중완

천추

대거

삼음교

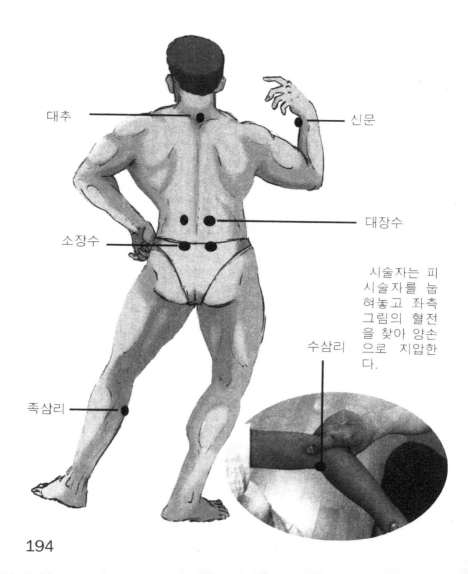

대추

신문

대장수

소장수

시술자는 피
시술자를 눕
혀놓고 좌측
그림의 혈전
을 찾아 양손
으로 지압한
다.

수삼리

족삼리

지압의 포인트

시술자는 피시술자를 편안한 자세로 바로 눕혀놓고,중완,천추, 대거의 혈전을 그대로 5초 간격으로 서서히 그리고 점점 세게 지압한다.

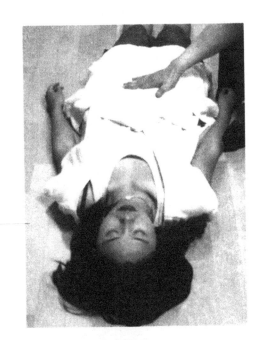

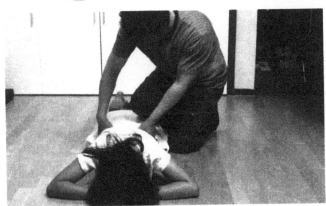

시술자는 피시술자를 뒤로 눕혀놓고 좌측 그림의 혈전을 보통 세기보다 강하게 5초 간격으로 5번 지압하면 변비와 설사가 멈춘다.

◼ 공저 안재범 ◼
- 명지대학교 경기지도학과 체육학사
  시립인천대학교 대학원 이학석사
  시립인천대학교 대학원 박사과정
- 저서 : 대혁명 키7센치 더 크기
  발마사지 만병을 고친다

◼ 공저 이현민 ◼
- 대체공학, 대체의학 강사, 침술 연구가
  카이로 프락틱 강사자격증, 활법강사자격증,
  추나요법 자격증, 인체공학 강사자격증
- 저서 : 발마사지 만병을 고친다

꾹꾹 누를수록 건강해지는
경혈 지압법

2022년 8월 10일 인쇄
2022년 8월 15일 발행

저 자 안재범, 이현민
발행인 김현호
발행처 법문북스(일문판)
공급처 법률미디어

주소 서울 구로구 경인로 54길4(구로동 636-62)
전화 02)2636-2911~2, 팩스 02)2636-3012
홈페이지 www.lawb.co.kr

등록일자 1979년 8월 27일
등록번호 제5-22호

ISBN 979-11-92369-28-0(03510)

정가 18,000원

이 도서의 국립중앙도서관 출판예정도서목록(CIP)은 서지정보유통지원시스템 홈페이지(http://seoji.nl.go.kr)와 국가자료종합목록 구축시스템(http://kolis-net.nl.go.kr)에서 이용하실 수 있습니다.